G. Bönner   K.H. Rahn

Prostacyclin und Hypertonie

Zweite, erweiterte und überarbeitete Auflage

Mit 49 Abbildungen
und 4 Tabellen

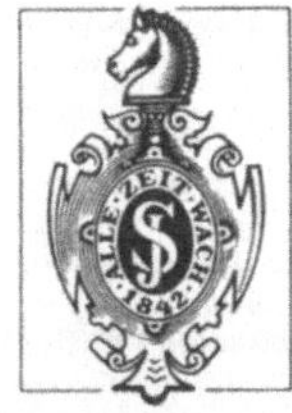

Springer-Verlag Berlin Heidelberg New York
London Paris Tokyo Hong Kong

Priv.-Doz. Dr. Gerd Bönner
Medizinische Universitätsklinik II
Städtische Krankenanstalten Merheim
Ostmerheimer Straße 200, 5000 Köln 91
Bundesrepublik Deutschland

Professor Dr. K. H. Rahn
Medizinische Poliklinik der Universität Münster
Albert-Schweitzer-Straße 33, 4400 Münster
Bundesrepublik Deutschland

ISBN-13: 978-3-540-51333-9   e-ISBN-13: 978-3-642-93434-6
DOI: 10.1007/978-3-642-93434-6

CIP-Titelaufnahme der Deutschen Bibliothek
Bönner, Gerd: Prostacyclin und Hypertonie / G. Bönner ; K. H. Rahn. 2. erw. u. überarb. Aufl.
Berlin ; Heidelberg ; New York ; London ; Paris ; Tokyo ; Hong Kong : Springer, 1989

NE: Rahn, Karl Heinz:

2125/3145-543210

Vorwort zur zweiten Auflage

Das Ziel der heutigen Hypertoniebehandlung wird nicht mehr alleine in der effektiven Blutdrucksenkung gesehen, sondern es wird mit neuen Therapieprinzipien in immer größerem Umfang versucht, auch die Folgen der arteriellen Hypertonie wie Linksherzhypertrophie, Mediahypertrophie der Gefäße und die Arteriosklerose zu verhindern. Ein besonderes Augenmerk wird hierbei auch auf die Stimulation der endogenen, vasodilatierenden Hormonsysteme wie den Prostaglandinen geworfen. Das große Interesse an unserem Buch, das inzwischen auch in einer französischen Auflage erschienen ist, scheint diesen Trend zu bestätigen und hat uns veranlaßt, die im letzten Jahr publizierten neuen Erkenntnisse in das Buch einzuarbeiten. Zusätzlich haben wir alle Kapitel der ersten Auflage überarbeitet und ergänzt. Durch diese Änderungen und Ergänzungen behält das Buch seine Aktualität und gibt einen noch vollständigeren Überblick über die Erkenntnisse zum Prostacyclin bei Hypertonie.

Wir möchten allen Kollegen, die uns wertvolle Anregungen für die zweite Auflage gegeben haben, sowie dem Springer-Verlag und seinen Mitarbeitern, die den stets reibungslosen Ablauf der Buchherstellung garantierten, besonders danken.

Köln und Münster, Sommer 1989
Gerd Bönner
Karl-Heinz Rahn

Vorwort zur ersten Auflage

Die Herz- und Kreislauferkrankungen stellen heute die häufigste Todesursache in unserer Bevölkerung dar. Als einer der wichtigsten kardiovaskulären Risikofaktoren wird eine pathologische Erhöhung des arteriellen Blutdrucks im Sinne einer Hypertonie angesehen. Eine primäre Hypertonie ist bei etwa 15 % der Erwachsenen festzustellen. In der Regel fühlen sich die Patienten mit Hypertonie subjektiv wohl, und nur selten klagen sie über Mißempfindungen. So kommt es, daß die Hypertonie oft erst nach der Manifestation von Komplikationen wie Herzinfarkt, zerebralem Insult und Niereninsuffizienz entdeckt wird. Der Behandlung der primären Hypertonie stehen heutzutage zahlreiche Wirkgruppen von Pharmaka zur Verfügung, die in der Regel den Blutdruck jedoch nur unspezifisch senken. Eine kausale Therapie ist zum jetzigen Augenblick noch nicht möglich. Denn trotz intensiver Forschung blieb die Pathogenese der primären (essentiellen) Hypertonie bis zum heutigen Zeitpunkt weitgehend ungeklärt. In den letzten Jahren wurden mannigfaltige Veränderungen in den Aktivitäten der vasoaktiven Hormonsysteme als Ursache der Blutdruckerhöhung diskutiert. So eindeutig sich hierbei die Bedeutung des Renin-Angiotensin-Systems für die Entwicklung der renovaskulären Hypertonie darlegen ließ, so schwierig blieb aber die Bewertung der verschiedenen vasokonstriktorischen und vasodilatierenden Prostaglandine für die Pathogenese der primären Hypertonie. Unter allen Prostaglandinen scheint das Prostacyclin (PGI_2) von besonderer Bedeutung für die Blutdruckregulation zu sein, da es als gefäßspezifisches Prostaglandin bevorzugt in den Endothelien und glatten Muskelzellen der Gefäße gebildet und als einer der potentesten lokalen Vasodilatatoren angesehen wird.

Ziel dieses Buches sollte es sein, die spezielle Beziehung des „vaskulären Prostaglandins", des Prostacyclins, zur Kreislaufregulation aufzuzeigen – unter besonderer Berücksichtigung der bisher untersuchten Veränderungen bei arterieller Hypertonie. Die Autoren sind sich bewußt, daß auch in dieser

Übersicht, selbst bei Berücksichtigung aller zugänglichen Literaturstellen, kein endgültiges Urteil über die Bedeutung des Prostacyclins in der Pathogenese der Hypertonie gefällt werden kann. Die Zusammenstellung wird aber sicher jedem interessierten Arzt und Forscher helfen, sich ein eigenes Bild von der physiologischen und pathophysiologischen Bedeutung des vaskulären Prostaglandins PGI_2 zu machen.

Bei dieser Gelegenheit möchten wir allen danken, die uns bei der Fertigstellung des Buches so tatkräftig geholfen haben.

Köln und Münster, Juli 1988 *Gerd Bönner*
Karl-Heinz Rahn

Inhaltsverzeichnis

Abkürzungsverzeichnis

A	=	Angiotensin
A'gen	=	Angiotensinogen
AA	=	Arachidonsäure
ACE	=	Angiotensin-I-Conversionsenzym
ADH	=	Antidiuretisches Hormon
ATP	=	Adenosintriphosphat
BK	=	Bradykinin
cAMP	=	zyklisches Adenosin-3',5'-monophosphat
Cap	=	Captopril
CE	=	Cholesterolester
CHOL	=	Cholesterin
FFA	=	freie Fettsäuren
SCP	=	sterol carrier protein
DOCA	=	Desoxycorticosteronacetat
HCO	=	hydrogeniertes Kokosnußöl
HDL	=	high density lipoprotein
HPETE	=	Hydroxyperoxyeicosatetraensäure
HPLC	=	high performance liquid chromatography
HF	=	Herzfrequenz
Indo	=	Indometacin
Kal	=	Kallikrein
LDL	=	low density lipoprotein
LT	=	Leukotrien
NE	=	Norepinephrin
NR	=	normotensive Ratten
P_d	=	diastolischer arterieller Blutdruck
PDGF	=	platelet derived growth factor
PG	=	Prostaglandin
P_s	=	systolischer arterieller Blutdruck
R	=	Dahl-Salz-resistent
RR	=	Blutdruck
SHR	=	spontan-hypertensive Ratten
S	=	Dahl-Salz-sensitiv
TX	=	Thromboxan
WKY	=	Wistar-Kyoto-Ratten

1 Einleitung

Die Regulation des systemischen Blutdrucks unterliegt multiplen zentralen und peripheren Regulationsmechanismen, von denen die vasoaktiven Hormonsysteme eine nicht unbedeutende Rolle spielen. Es waren in der Vergangenheit besonders die vasopressorisch aktiven Hormonsysteme wie das Renin-Angiotensin-System, die Mineralokortikoide, die Katecholamine und das antidiuretische Hormon, die das bevorzugte Interesse der Hypertonieforschung auf sich zogen. So wurde über einen langen Zeitraum ein pathologisches Übergewicht an vasopressorischen Hormonen als wesentliche Ursache einer arteriellen Hypertonie diskutiert. Die Bedeutung der vasodepressorisch aktiven Hormonsysteme wie das Kallikrein-Kinin-System und die Prostaglandine blieb jedoch viele Jahre unbeachtet, und ein Mangel an vasodepressorischen Substanzen wurde selten als ein pathogenetischer Faktor für die Entwicklung einer Hypertonie in Erwägung gezogen. Dies verwundert um so mehr, wenn man bedenkt, daß die blutdrucksenkende Wirkung des Kallikrein-Kinin-Systems bereits 1926 durch Frey und Kraut („F-Stoff") [74] entdeckt wurde.

Nur wenige Jahre später, 1930, wurden bereits die ersten Untersuchungen von Kurzrock und Lieb [135] veröffentlicht, die zeigten, daß menschliche Seminalflüssigkeit eine relaxierende Wirkung auf die menschliche Uterusmuskulatur entfalten kann. 1933 deckte Goldblatt [87] in seinen Untersuchungen dann den lipidartigen Charakter dieser Substanz auf und wies ihre blutdrucksenkende Wirkung nach. Ein Jahr später konnte von Euler [61] den blutdrucksenkenden Effekt der Seminalflüssigkeit in seinen Untersuchungen bestätigen. 1935 gab er dieser Substanz nach dem vermuteten Ursprung in der Prostata den Namen „Prostaglandin" [62]. 1962 gelang schließlich der Arbeitsgruppe um Bergström die Strukturaufklärung der ersten Prostaglandine, dem Prostaglandin PGE sowie PGF_1 und PGF_2 [18]. In den folgenden Jahren wurden dann rasch weitere Prostaglandine als Produkte der Cyclooxygenase entdeckt, die seit 1980 gemäß einem Vorschlag von Corey und Mitarbeitern [42] als Eicosanoide (Moleküle mit 20 C-Atomen) zusammengefaßt werden (Abb. 1).

Das Prostacyclin ist mit das jüngste Eicosanoid und weist erst eine sehr kurze Vergangenheit auf. Erste Hinweise auf das später entdeckte Prostacyclin fand Ts'ao 1970 in seinen Untersuchungen [262], in denen er beobachtete, daß vollständige Segmente von Blutgefäßen keine Aggregation von Blutplätt-

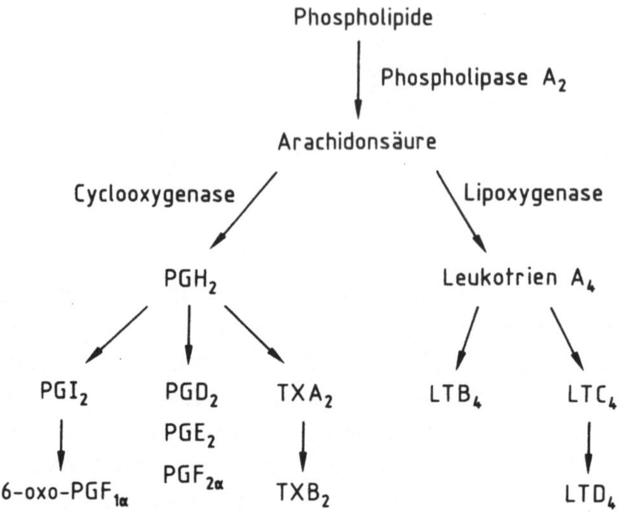

Abb. 1. Cyclooxygenase- und Lipoxygenase-kontrollierter Arachidonsäure-Stoffwechsel (PG: Prostaglandin, TX: Thromboxan, LT: Leukotrien)

chen induzierten, während das isolierte Kollagen der gleichen Gefäße eine sofortige Thrombozytenaggregation auslöste. 1976 gelang es dann der Arbeitsgruppe um Vane [84], die aggregationshemmende Substanz der Gefäße als ein Prostaglandin zu identifizieren. Sie nannten es initial Prostaglandin PGX. Später wurde die Benennung jedoch der üblichen Nomenklatur angepaßt und der Name Prostaglandin I$_2$ (PGI$_2$) definiert [126]. Die Bezeichnung „PGI" basiert auf der Reihenfolge der Entdeckung (Strukturaufklärung nach der des PGH), der Index „2" auf der Anzahl der Doppelbindungen in den Seitenketten. Der Begriff „Prostacyclin" wurde anhand der Doppelringstruktur gewählt. 1982 wurde J. Vane für die Entdeckung des Prostacyclins der Nobelpreis verliehen.

2 Biochemie und Pharmakologie des Prostacyclins

2.1 Biochemische Charakterisierung und Stoffwechsel

Struktur

Die Strukturaufklärung des Prostacyclins (PGI_2) ergab, daß diese Substanz als typisches Cyclooxygenaseprodukt den Eicosanoiden zuzurechnen ist. Die chemische Struktur des Prostacyclins (Abb. 2) wird als 9-Deoxy-6,9α-epoxy-delta^5-$PGF_{1\alpha}$ beschrieben [289].

Biosynthese

Die Biosynthese des Prostacyclins nimmt von der Arachidonsäure ihren Ausgang. Die Cyclooxygenase und die Peroxidase wandeln die Arachidonsäure mit Hilfe von Sauerstoff über 11-HPETE und PGG_2 in PGH_2 um, das als Substrat für die Prostacyclin-Synthetase dient [175]. Die Prostacyclin-Synthetase ist mit der membranständigen Prostaglandin-endoperoxid-6,9-Oxycyclase identisch und mit großer Wahrscheinlichkeit ein Hämoprotein mit einem Molekulargewicht von 52 000 Dalton [48]. Es katalysiert die Bildung der Doppelringstruktur des Prostacyclins aus dem PGH_2 [235]. Die Prostacyclin-Synthetase weist ein breites pH-Optimum auf und wird durch eine bisher nicht näher charakterisierte, lösliche Zellsubstanz stimuliert [298].

Metabolismus

Prostacyclin selbst ist eine wenig stabile Substanz und wird rasch inaktiviert. Seine biochemische Halbwertszeit beträgt in vivo bei einem pH von 7,4 und 37° C im Mittel nur 3 Minuten [56]. Die biologische Halbwertszeit liegt in vitro, an der Thrombozytenaggregation gemessen, jedoch wesentlich höher und im Bereich von mehreren Stunden [210].

Der Abbau des Prostacyclins erfolgt überwiegend in der Zirkulation, der Leber und der Niere, nicht jedoch in den Lungen, so daß es keine nennenswerte pulmonale Clearance gibt und wesentliche arteriovenöse Differenzen nicht nachweisbar sind [289]. Der hauptsächliche Abbau des Prostacyclins unterliegt keinem spezifischen enzymatischen Schritt, denn es entsteht in erster Linie das wesentlich stabilere Hydrolyseprodukt 6-oxo-$PGF_{1\alpha}$. Dieses wird durch β-Oxidation weiter in das Endprodukt 2,3-dinor-6-oxo-$PGF_{1\alpha}$ überführt, welches ebenso wie das 6-oxo-$PGF_{1\alpha}$ renal eliminiert wird

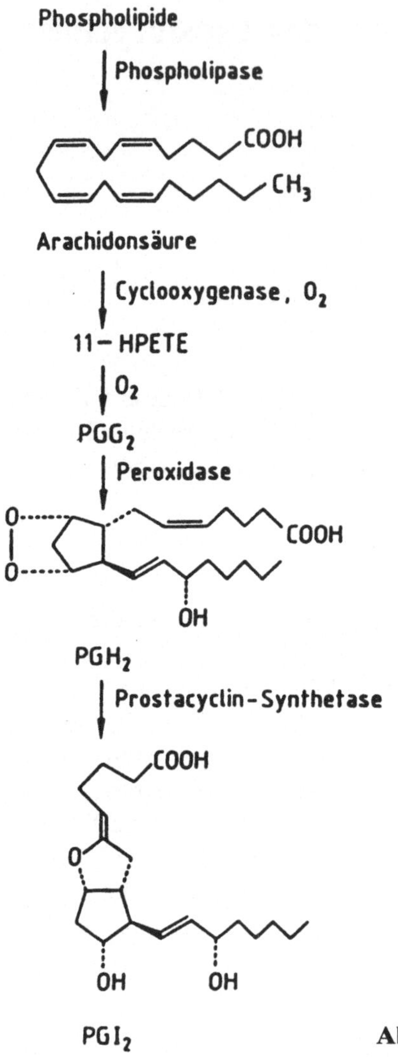

Phospholipide

Phospholipase

COOH

CH$_3$

Arachidonsäure

Cyclooxygenase, O$_2$

11 – HPETE

O$_2$

PGG$_2$

Peroxidase

COOH

OH

PGH$_2$

Prostacyclin-Synthetase

COOH

OH   OH

PGI$_2$

Abb. 2. Prostacyclinsynthese aus Phospholipiden

(Abb. 3). Die Inaktivierung des Prostacyclins kann aber auch enzymatisch durch die 15-Hydroxy-Prostaglandin-Dehydrogenase erfolgen. Das so entstandene 15-oxo-PGI$_2$ wird dann in einem zweiten Schritt durch Hydrolyse unmittelbar in 6,15-dioxo-PGF$_{1\alpha}$ überführt, welches durch die Delta[13]-Reduktase in 13,14-Dihydro-6,15-dioxo-PGF$_{1\alpha}$ umgewandelt wird. Nach einer raschen β-Oxidation zu 13,14-Dihydro-2,3-dinor-6,15-dioxo-PGF$_{1\alpha}$ wird dieses Endprodukt dann ebenfalls renal eliminiert. Neben diesem Abbau zu biologisch inaktiven Produkten kann Prostacyclin aber auch in ein anderes, biologisch noch sehr potentes Prostaglandin umgewandelt werden (Abb. 4). So existiert in Leber, Niere und Thrombozyten die 9-Hydroxy-Prostaglandin-

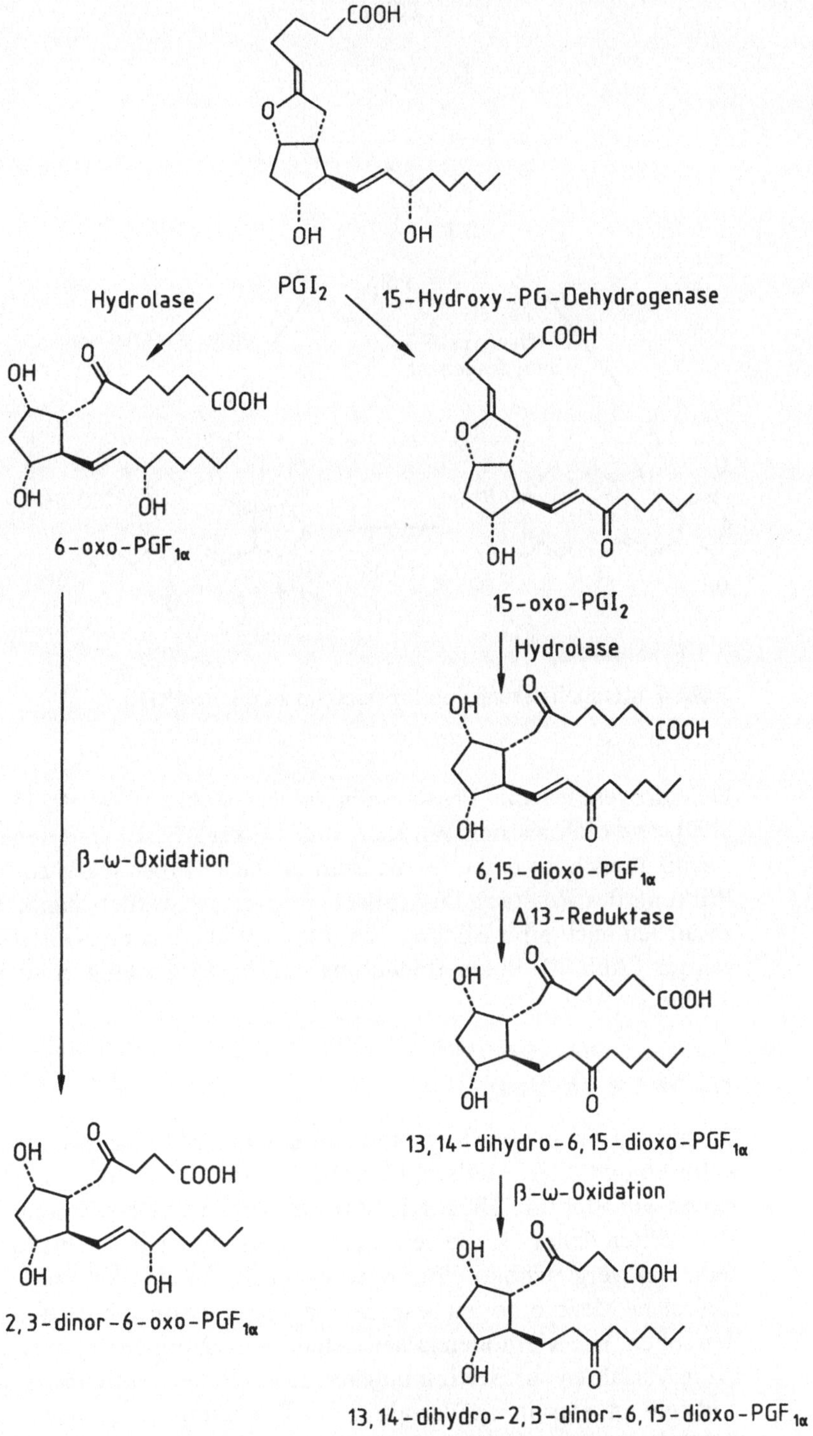

Abb. 3. Metabolisierung von Prostacyclin zu inaktiven Abbauprodukten

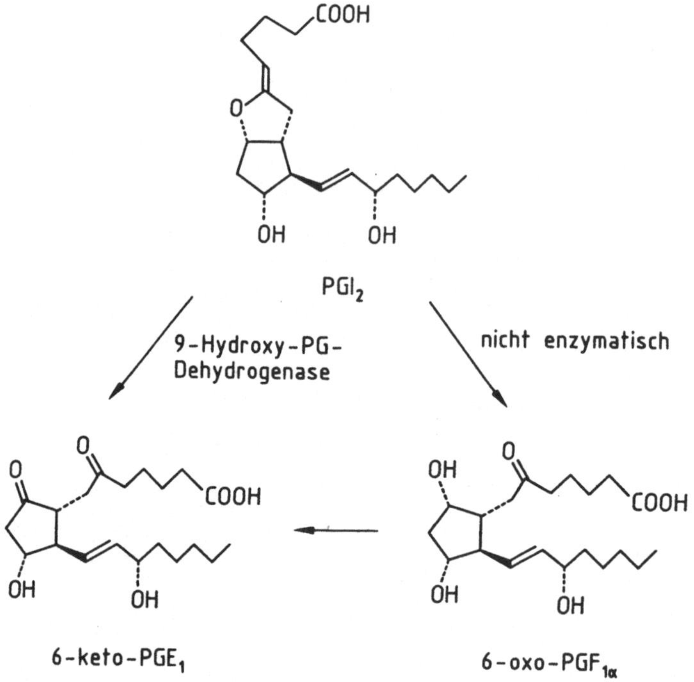

Abb. 4. Metabolisierung von Prostacyclin zu 6-keto-PGE$_1$

Dehydrogenase, die Prostacyclin in das stabilere 6-keto-PGE$_1$ überführt [299]. Die biologischen Wirkungen des 6-keto-PGE$_1$ sind denen des Prostacyclins ähnlich, so daß über die Bildung dieses Prostaglandins die biologische Wirkung des Prostacyclins indirekt verlängert werden kann. In vitro kann zusätzlich auch eine Bildung von 6-keto-PGE$_1$ aus 6-oxo-PGF$_{1\alpha}$ beobachtet werden (Abb. 4), deren Bedeutung und deren Umfang in vivo jedoch noch unklar ist [248].

2.2 Meßmethoden

Prostacyclin ist in verschiedenen biologischen Medien vorhanden, so in Zellkulturen und ihren Medien, Gewebshomogenaten und biologischen Flüssigkeiten wie Blut und Urin. Die Meßverfahren zur Bestimmung des Prostacyclins sollten daher für die verschiedenen Medien gleichermaßen einsatzfähig sein, um vergleichbare Werte zu erheben. In der Vergangenheit wurden zahlreiche Meßmethoden beschrieben, die hier nur summarisch erwähnt werden sollen. Die Methoden lassen sich in zwei Gruppen unterteilen, zum einen in die Verfahren zur Bestimmung der biologischen Aktivität des Prostacyclins und zum anderen in die Verfahren zur Bestimmung der biochemischen Konzentration.

6

Bioassay

Die biologische Aktivität des Prostacyclins kann über seine organ-spezifi-schen Wirkungen erfaßt werden. Hierzu gehören im wesentlichen die Hemmung der Thrombozytenaggregation, die Hemmung der Serotoninfreisetzung aus aktivierten Thrombozyten als auch die Relaxation von glatter Gefäß-muskulatur im Bioassay [25, 134]. Diese Bestimmungsmethoden sind aufgrund möglicher Aktivitätsinterferenzen zu anderen Substanzen relativ unspezifisch. Der Einsatz von spezifischen Prostacyclin-Antikörpern oder hemmenden Prostacyclin-Analoga erhöhte die Spezifität der Bioassays erheblich und ermöglichte letztlich doch noch zuverlässige Aussagen mit diesen Verfahren [247]. Zur Bestimmung der biologischen Aktivität des zirkulierenden Prostacyclins wurde die Konzentration des zyklischen Adenosinmonophosphats in Thrombozyten frischer Blutproben mit und ohne Prostacyclin-Antikörper gemessen [111]. Alle diese biologischen Meßverfahren erlauben jedoch nur die indirekte Bestimmung des Prostacyclins über seine Aktivität, nicht aber seine absolute Konzentration. Zur besseren Standardisierung der Bioassays wurden einheitliche Kriterien als Spezifitätskontrollen vorgeschlagen [289]. Diese Kriterien fordern einerseits einen raschen Rückgang der PGI_2-ähnlichen Aktivität durch Inaktivierung in 30 s bei 100° C und pH 7,4, in 30 min bei 25° C oder durch Ansäuern des Milieus auf pH 3 sowie andererseits eine erhaltene PGI_2-ähnliche Aktivität bei einem Milieu-pH über 9. Ferner muß die PGI_2-ähnliche Aktivität durch spezifische Prostacyclin-Antikörper sowie durch Hemmstoffe der Cyclooxygenase als auch der Prostacyclin-Synthetase beeinflußbar sein.

Biochemische Assays

Spezifischer sind die Meßmethoden, die die Bestimmung der aktuellen Konzentration des Prostacyclins erlauben. Hierzu gehören die Dünnschichtchromatographie, der Radioimmunoassay und die Gaschromatographie/Massenspektroskopie. Die zuverlässigste Trennung der verschiedenen Prostaglandine ist heute mit der HPLC-Technik möglich, die den einzelnen Meßverfahren vorgeschaltet sein sollte. Diese Verfahren sind quantitativ einsetzbar, haben aber den großen Nachteil, daß sie aufgrund der kurzen Halbwertszeit des Prostacyclins nicht das Prostacyclin selbst erfassen, sondern oft nur Abbauprodukte, wie z. B. das 6-oxo-$PGF_{1\alpha}$. Aus diesem Grunde können diese Verfahren keine zuverlässige Information über die biologische Aktivität des Prostacyclins geben, so daß je nach der experimentellen oder klinischen Fragestellung zwischen der Aktivitätsmessung im Bioassay und der biochemischen Konzentrationsbestimmung entschieden werden muß.

Die Bestimmung des Prostacyclins selbst ist in der Laborroutine durch die kurze Haltbarkeit nur eingeschränkt möglich. Günstiger sind die Verhältnisse jedoch für Plasmaproben, die unmittelbar unter –25° C und bei einem pH von 10 gelagert werden. In diesem speziellen Fall kann die Haltbarkeit des Prostacyclins sogar auf Wochen verlängert werden [235].

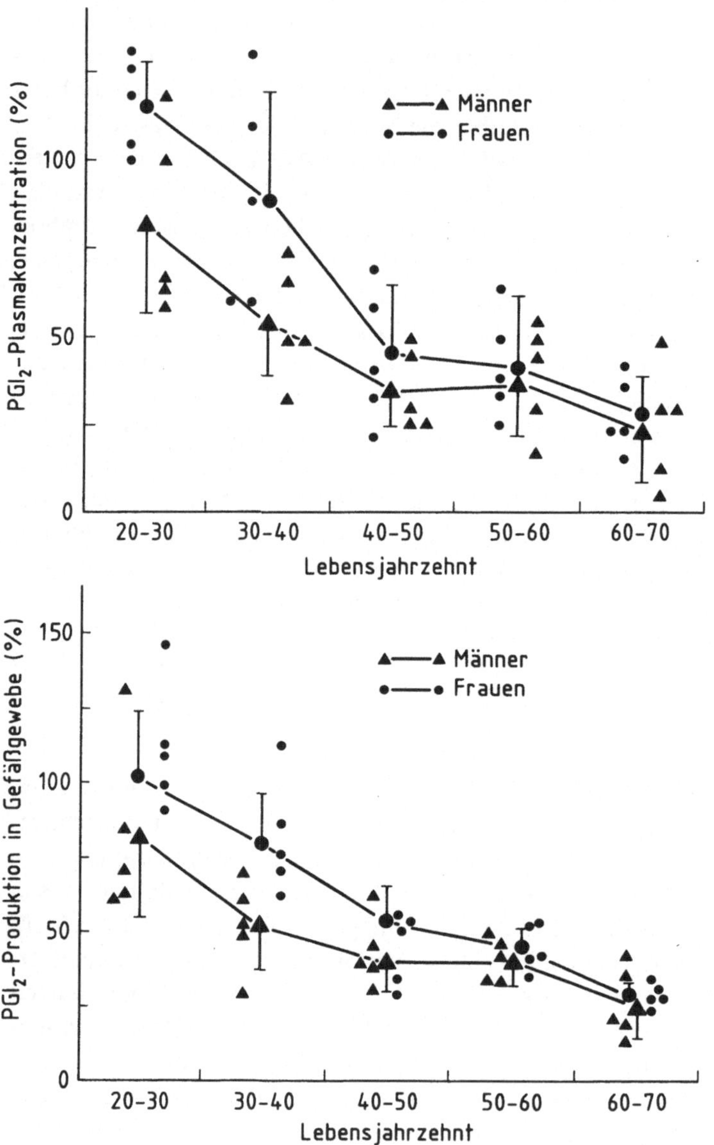

Abb. 5. Abhängigkeit der vaskulären Prostacyclinsynthese und seiner Plasmakonzentration von Alter und Geschlecht (Einzel- und Mittelwerte von je 5 Frauen und 5 Männern; 100 % entsprechen dem Wert des jüngsten Gesamtkollektivs; $\bar{x} \pm$ SEM) [159]

Normalwerte

Die Biosyntheserate des Gesamtorganismus für Prostacyclin liegt im Mittel um 60 pg/kg/min [234]. Die normalen Plasmaspiegel für Prostacyclin werden in der Literatur mit 5–18 ng/l, entsprechend 0,2–0,5 nmol/l angegeben [111, 220]. Die Konzentrationen für 6-oxo-$PGF_{1\alpha}$ schwanken um 300 ng/l [289]. Die tägliche renale Ausscheidung von 6-oxo-$PGF_{1\alpha}$, dem Hauptmetaboliten des Prostacyclins, wird für gesunde Personen mit einer mittleren Menge von 400 ng pro Tag angegeben [82]. Bei Frauen ist die Prostacyclinkonzentration im Plasma höher als bei Männern. In beiden Kollektiven [159] nimmt die Prostacyclinsynthese im Gewebe und entsprechend die Prostacyclinkonzentration im Blut kontinuierlich bis ins hohe Alter ab (Abb. 5).

2.3 Lokalisation und Sekretion

Lokalisation der Prostacyclinsynthese

Der Hauptort der Prostacyclinsynthese ist die Gefäßwand, mit besonderer Betonung ihres intimalen Anteils. Das Intimagewebe repräsentiert nur einen kleinen Teil der Gefäßwand von ca. 5%, synthetisiert aber mehr als 40% des Prostacyclins [170], das von der gesamten Gefäßwand gebildet wird (Abb. 6). Noch deutlicher wird die Bedeutung der Intima als Prostacyclinsyntheseort, wenn man berücksichtigt, daß im Bereich der Intima ca. 32% des PGH_2 zu Prostacyclin umgewandelt wird, während es in der Adventitia der gleichen Gefäße nur noch weniger als 3% sind (Tabelle 1). Die Prostacyclinsynthese ist in den verschiedenen Gefäßarealen unterschiedlich stark ausgebildet. So sind zum Beispiel die menschlichen Umbilikalvenen in der

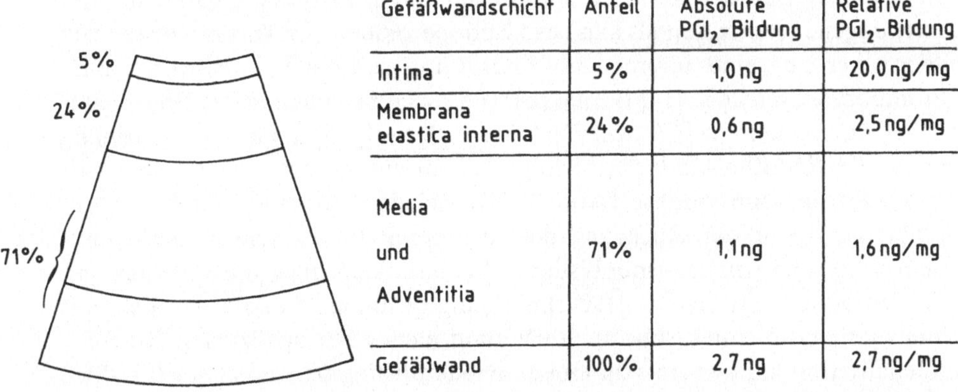

Gefäßwandschicht	Anteil	Absolute PGI$_2$-Bildung	Relative PGI$_2$-Bildung
Intima	5%	1,0 ng	20,0 ng/mg
Membrana elastica interna	24%	0,6 ng	2,5 ng/mg
Media und Adventitia	71%	1,1 ng	1,6 ng/mg
Gefäßwand	100%	2,7 ng	2,7 ng/mg

Abb. 6. Absolute (pro mg Aortenwand) und relative (pro mg Gewebe) Prostacyclinbildung in den verschiedenen Schichten der Gefäßwand [170]

Tabelle 1. Umwandlung von exogen zugesetztem PGH_2 in Prostacyclin in den verschiedenen Schichten einer Arterienwand ($\bar{x} \pm$ SEM) [100]

Schicht der Arterienwand	Prozentuale Umwandlung von PGH_2 in PGI_2
Intima-Zellsuspension	$31{,}8 \pm 2{,}5\,\%$
Lamina elastica int.	$4{,}3 \pm 0{,}1\,\%$
Media	$3{,}9 \pm 0{,}9\,\%$
Adventitia	$2{,}7 \pm 0{,}9\,\%$

Lage, rasch Prostacyclin in hohen Konzentrationen zu bilden, während die parallel verlaufenden Umbilikalarterien kaum Prostacyclin bilden [108]. Im systemischen Kreislauf sind die Verhältnisse umgekehrt. Hier vermögen die Arterien, besonders die Aorta und die großen Arterien, vermehrt Prostacyclin zu bilden, wohingegen die Venen nur geringe Syntheseraten für Prostacyclin aufweisen [289]. Zusätzlich nachgewiesen wurde die Prostacyclinsynthese bisher in folgenden nichtvaskulären Geweben: den interstitiellen Zellen des Nierenmarks [297], den Glomeruli der Nierenrinde [80], den menschlichen Adipozyten [219], den Fibroblasten der Haut [9], den Leukozyten [71] und den Mukosazellen des Magens [292]. Auch in der Hypophyse und in den zerebralen Kapillaren wurde die Synthese von Prostacyclin nachgewiesen [86, 253]. Menschliche Thrombozyten sind nicht in der Lage, Prostacyclin zu bilden, auch dann nicht, wenn der Thromboxanstoffwechsel gehemmt ist [188].

Vaskuläre Prostacyclinsynthese

Die vielfältige Lokalisation der Prostaglandinsynthese soll nicht davon ablenken, daß das Endothel der Gefäße den Hauptsyntheseort des Prostacyclins darstellt. Die Gefäßendothelien sind in der Lage, Prostacyclin sowohl aus den endogenen Vorstufen als auch aus Endoperoxiden der Thrombozyten zu bilden, was auf eine interessante Interaktion zwischen Gefäßwand und Thrombozyten hinweist [175]. Eine pathologische Schädigung des Endothels wie bei Atherosklerose [47] oder Diabetes mellitus [125] sowie der artifizielle Verlust des Endothels [58, 59] bedingen einen ausgeprägten Rückgang der lokalen Prostacyclinsynthese (Abb. 7–9). Bei den Patienten mit Diabetes mellitus [125] war der Rückgang der vaskulären Prostacyclinsynthese mit einem deutlichen Anstieg einer bisher nicht näher identifizierten Substanz im Blut verbunden, die die Prostacyclinbildung gesunder Gefäße deutlich zu stimulieren vermochte (Abb. 8). Im Verlauf nach einer artifiziellen De-Endothelialisation kam es stets zu einem Wiederanstieg der initial stark reduzierten Prostacyclinsyntheserate der geschädigten Gefäßwand. Der Wiederanstieg erwies sich in diesen pharmakologischen Versuchen jedoch unabhän-

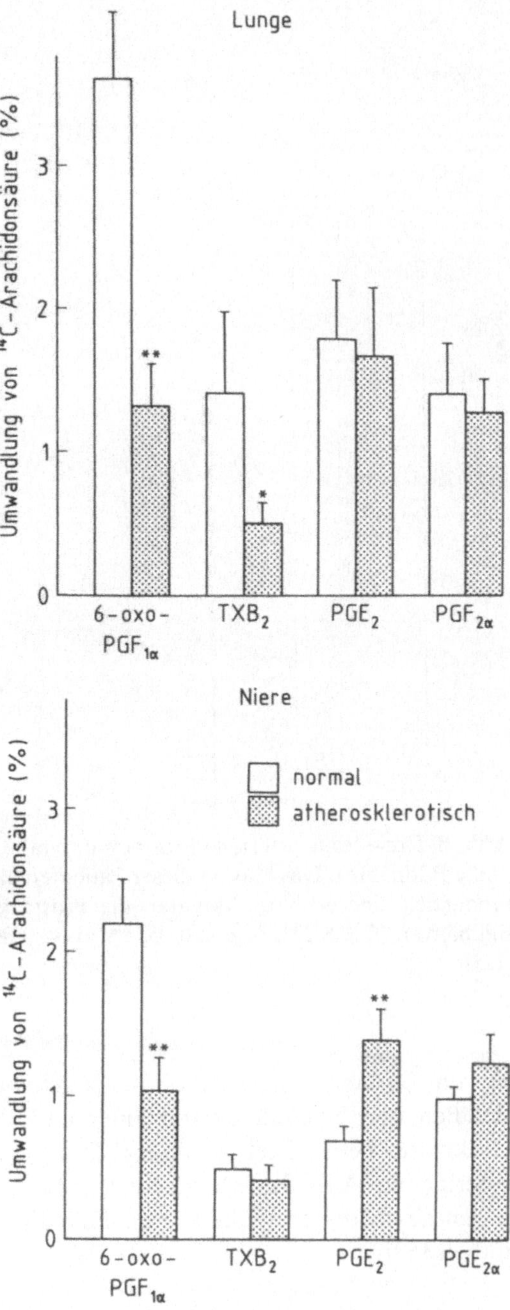

Abb. 7. Bildung von 6-oxo-PGF$_{1\alpha}$, TXB$_2$, PGE$_2$ sowie PGF$_{2\alpha}$ in perfundierten normalen und atherosklerotischen Lungen (*oben*) und Nieren (*unten*) beim Kaninchen. Dargestellt ist jeweils die in die entsprechenden Arachidonsäuremetaboliten überführte Gesamtradioaktivität. Die aus den TLC-Platten erhaltene Gesamtradioaktivität wurde auf 100 % festgelegt ($\bar{x} \pm$ SEM; *: p < 0,02; **: p < 0,005) [47]

11

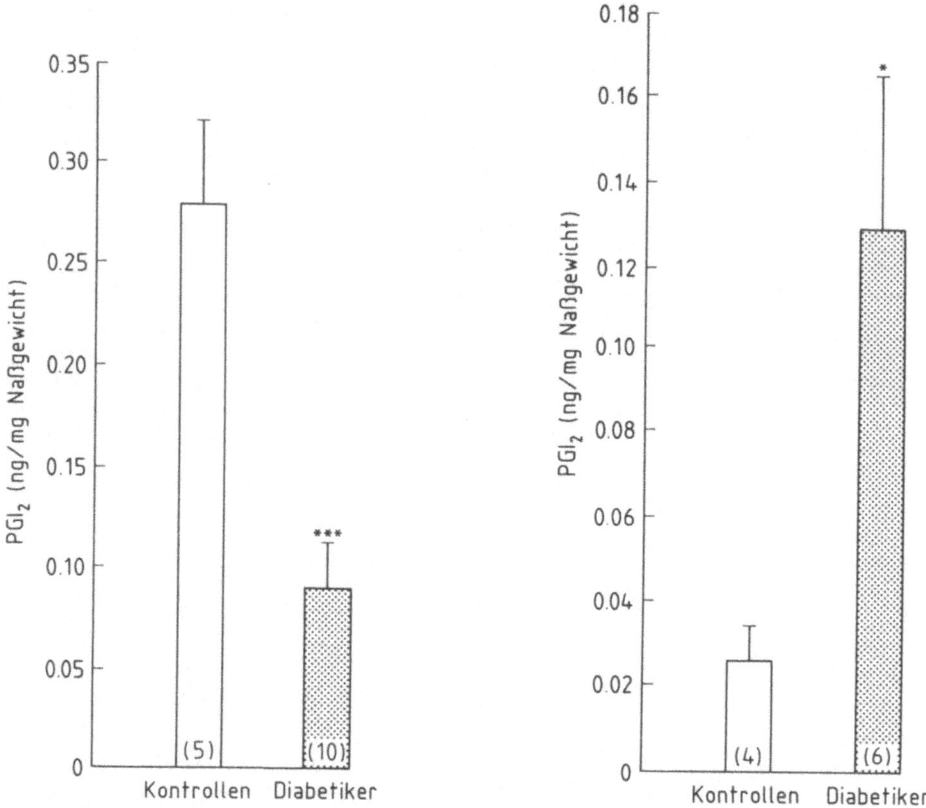

Abb. 8. Erniedrigte arterielle Prostacyclinsynthese in vitro bei diabetischen Patienten (linke Bildhälfte). Das Plasma dieser Patienten hingegen besitzt an Gefäßen gesunder Probanden eine erhöhte Aktivität, die Prostacyclinsynthese zu stimulieren (rechte Bildhälfte). ($\bar{x}$ ± SEM; *: $p < 0{,}05$; ***: $p < 0{,}001$; Zahl der Patienten in der Säule) [125]

gig vom Zustand des Endothels, da er gleichermaßen in reendothelialisierten Gefäßen und in Gefäßen mit einer endothelfreien Neointima aus glatter Muskulatur beobachtet wurde [58, 59]. Eine diätetisch bedingte Hypercholesterinämie (Abb. 9) verhinderte den Wiederanstieg der Prostacyclinbildung in den geschädigten Gefäßen, unabhängig vom aktuellen Zustand des Endothels [59].

Stimulation der Prostacyclinsynthese

Die Sekretion von Prostacyclin aus den Endothelzellen in die Zirkulation ist in mehreren Untersuchungen nachgewiesen worden [69, 173], doch ist ihre Regulation und klinische Bedeutung noch weitgehend unbekannt [33, 69,

12

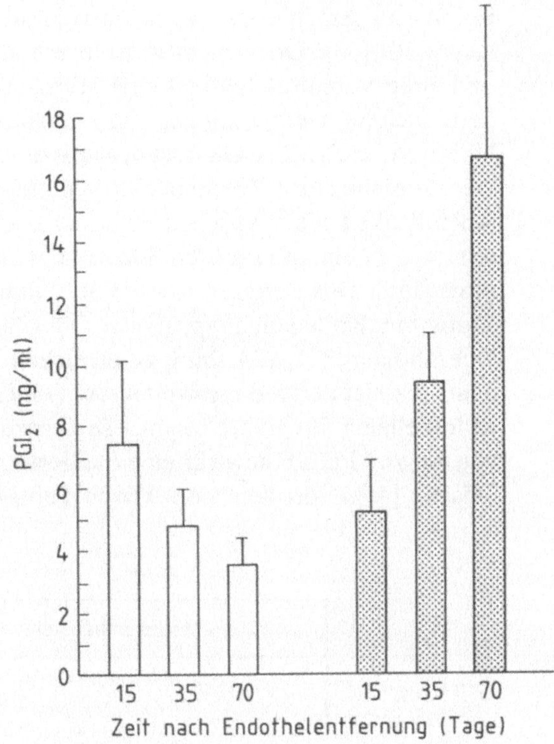

Abb. 9. Prostacyclinproduktion reendothelialisierter Kaninchenaorten 15, 35 und 70 Tage nach Ballondeendothelialisation. Helle Säulen: PGI_2-Produktion der Aorten von Kaninchen, die eine Ei-angereicherte Nahrung erhielten; dunkle Säulen: PGI_2-Produktion der Aorten von Kaninchen, die eine normale Nahrung erhielten ($\bar{x} \pm$ SEM) [59]

220, 235]. Auch die multiplen Stimulationsmöglichkeiten der Prostacyclinsynthese (siehe unten) erlauben es nicht, einen einheitlichen Stimulationsmechanismus auszumachen. Denkbar ist, daß alleine schon die Steigerung des Arachidonsäurestoffwechsels entscheidend für die Steigerung der Prostacyclinsynthese ist. Ob gerade Prostacyclin oder ein anderes Eicosanoid gebildet wird, mag in gewissem Umfang vom spezifischen Prostaglandinstoffwechsel des jeweiligen Zelltyps abhängen. So konnte in einzelnen Untersuchungen an Gefäßendothelien eine Steigerung der Prostacyclinsyntheserate alleine schon durch eine generelle Stimulation der Prostaglandinsynthese erreicht werden. Dies gelang zum einen über eine Stimulation der Phospholipase A_2 mittels Erhöhung des intrazellulären Kalziums, zum Beispiel durch den Kalzium-Ionophor A 23187, durch direkte Kalziuminfusionen oder durch eine Hemmung der Na^+-K^+-ATPase mit Ouabain [184, 186], und zum anderen über eine Erhöhung des Arachidonsäuremetabolismus durch Substi-

13

tution von Arachidonsäure in vitro [288] oder Fettsäurenemulsion in vivo
(Abb. 10) [60]. Doch nicht nur ein erhöhtes Angebot von Arachidonsäure
und ihren Vorstufen bedingt eine Stimulation der Prostacyclinsynthese, sondern auch die Hemmung des Thromboxanstoffwechsels mit spezifischen Inhibitoren, wie z. B. CGS-13080, Dazoxiden oder Dazmegrel [11, 15]. Durch
die Hemmung der Thromboxan-Synthetase kumulieren mit großer Wahrscheinlichkeit die zyklischen Endoperoxide des Cyclooxygenase-Stoffwechsels, was zu einem erhöhten Substratangebot an die Prostacyclin-Synthetase
führt [155]. Des weiteren ist eine Stimulation der Prostacyclinbildung durch
Thrombin, Kollagen, Trypsin oder Oberflächenaktivierung, zum Beispiel bei
Operationen [221, 234, 288], zu erreichen. Aus den Thrombozyten wird mit
dem „platelet derived growth factor" (PDGF) ein effektvoller Stimulator der
endothelialen Prostacyclinsynthese sezerniert. Bereits eine Konzentration
von 8 ng/ml PDGF bewirkt eine Steigerung der Prostacyclinsynthese um das
74fache [43]. Von den vasoaktiven Peptiden gelten als potente Stimulato-

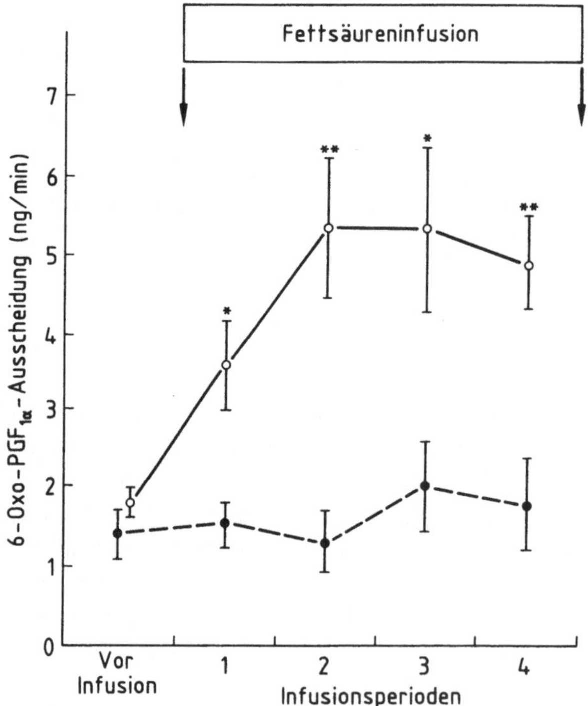

Abb. 10. Auswirkung einer achtstündigen Infusion von Fettsäurenemulsion auf die
renale Ausscheidung von immunoreaktivem 6-oxo-PGF$_{1\alpha}$ bei 5 normalen Versuchspersonen. Im Vergleich zur Plazeboinfusion stimuliert die Fettsäureninfusion die renale 6-oxo-PGF$_{1\alpha}$-Exkretion. ($\bar{x} \pm$ SEM; o——o: Fettsäureinfusion; •− −•: Plazeboinfusion; *: p < 0,06; **: p < 0,01) [60]

14

ren der Prostacyclinbildung Bradykinin und Angiotensin II [88, 120, 239] sowie die Katecholamine [291] und das antidiuretische Hormon, ADH [234]. Histamin stimuliert über seine H_1-Rezeptoren die Prostacyclinsynthese in Endothelzellen, nicht hingegen in glatten Muskelzellen und Fibroblasten [8, 10]. Norepinephrin stimuliert Prostacyclin nur in den Nierenzellen, nicht in den Endothelien der Gefäße [145, 289]. In menschlichen Adipozyten kann die Prostacyclinsynthese durch cAMP und Isoproterenol gesteigert werden [219]. Für die Atheroskleroseforschung interessant ist schließlich der Befund, daß HDL-Cholesterin die Prostacyclinbildung von kultivierten Zellen deutlich steigert und so in der Lage ist, eine LDL-Cholesterin-bedingte Suppression der Prostacyclinsynthese in diesen Zellen wieder zu normalisieren [14, 63, 70]. Von den hämodynamischen Veränderungen (Abb. 11, 12) scheinen Steigerungen des intravasalen Blutdrucks mit einer gesteigerten Prostacyclinbildung einherzugehen [266], ebenso wie akute Ischämien [159]. An der Niere geht die Steigerung der glomerulären Filtrationsrate durch erhöhte orale Proteinzufuhr bei gesunden Probanden mit einer deutlichen Stimulation der Prostacyclinexkretion einher, bei Patienten mit Niereninsuffizienz jedoch bleibt die Prostacyclinstimulation trotz gesteigerter Filtrationsleistung der Niere aus [49]. Aus der Gruppe der Pharmaka konnte eine Prostacyclinstimulierende Wirkung außer für Antihypertensiva (s. Kap. 4.3) für Pentoxifyllin [160, 286] und für Glyceryltrinitrat [144] nachgewiesen werden.

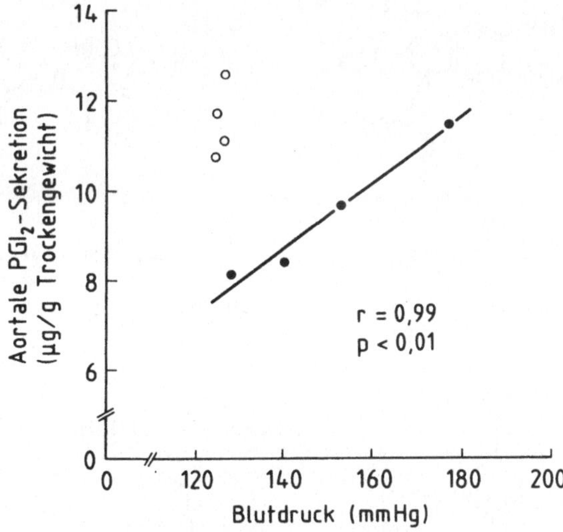

Abb. 11. Beziehung der mittleren aortalen Prostacyclinfreisetzung zum mittleren arteriellen Blutdruck bei Dahl-Salz-resistenten (o) und Dahl-Salz-sensitiven Ratten (•) [266]

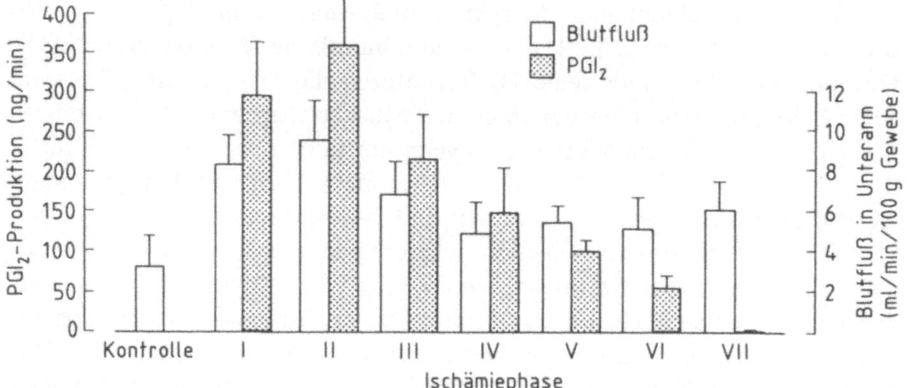

Abb. 12. Stimulation der vaskulären Prostacyclinsynthese am Unterarm durch Ischämie und deren kontinuierliche Erschöpfung bei wiederholter Ischämie. Zum Vergleich ist die Veränderung im Unterarmblutfluß aufgezeichnet. ($\bar{x} \pm$ SD) [159]

Hemmung der Prostacyclinsynthese

Eine Hemmung der Prostacyclinsynthese (Abb. 13) kann wie bei den anderen Eicosanoiden durch eine Hemmung des Arachidonsäure-Stoffwechsels mit Indometacin, Azetylsalizylsäure und Meclofenamsäure erreicht werden. Die

a) Cyclooxygenase-Hemmer

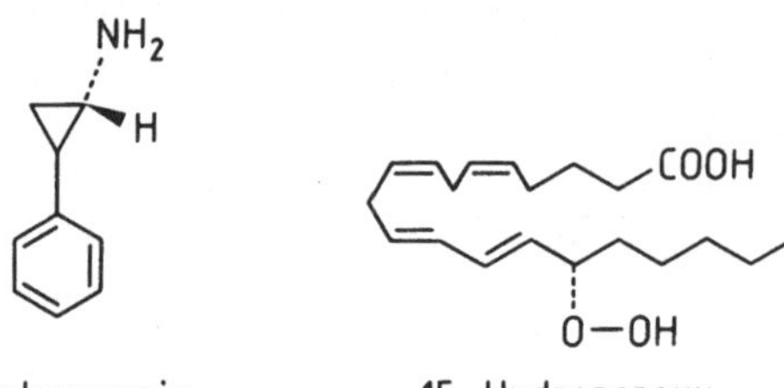

b) Prostacyclin-Synthetase-Hemmer

Tranylcypromin

15-Hydroperoxy-
arachidonsäure
(15-HPETE)

Abb. 13 a, b. Inhibitoren der Prostacyclinsynthese

16

wesentlichen spezifischen Inhibitoren der Prostacyclinsynthetase sind β-Thromboglobulin [121], Tranylcypromin [94] und Fettsäureperoxide, besonders die 15-Hydroperoxyarachidonsäure (15-HPETE) [106, 169]. Unter den Pharmaka scheinen Glukokortikoide (Hydrokortison) eine Hemmung der Prostacyclinsynthese verursachen zu können, wie es an Kaninchen in Akutversuchen demonstriert wurde [171]. Auch Testosteron führt zu einer deutlichen Reduktion der vaskulären Prostacyclinbildung [187], während Östradiol sie zu stimulieren scheint [31].

3 Wirkprofil des Prostacyclins

3.1 Lokales Wirkprofil

Seine lokalen Effekte entfaltet das Prostacyclin mit großer Wahrscheinlichkeit über spezifische Bindungsstellen, die zumindest für Thrombozyten und Erythrozyten nachgewiesen wurden [167, 240]. An den Thrombozyten ist die Bindungsstelle für Prostacyclin mit der des PGE_2 identisch, während 6-oxo-$PGF_{1\alpha}$ als Abbauprodukt des Prostacyclins keine Bindung mit dieser Bindungsstelle eingeht [289].

Thrombozytäre Wirkung

In der Wechselbeziehung zwischen Gefäßendothel und Thrombozyten spielt das endothelial gebildete Prostacyclin eine entscheidende Rolle, indem es die Wirkung des thrombozytär gebildeten Thromboxan A_2 antagonisiert (Abb. 14). Nach ihrer Aktivierung bilden die Thrombozyten vermehrt Thromboxan A_2, das seinerseits die Thrombozytenaggregation und -adhäsion am Endothel fördert. An der Gefäßwand führt TXA_2 zu einer muskulären Kontraktion. Im Thrombozyten selbst wird durch die Thromboxanfreisetzung die Bildung von cAMP herabgesetzt, wodurch dann sekundär die Aktivität der Phospholipase A_2 gesteigert wird. Hierüber kann TXA_2 seine eigene Syntheserate stimulieren. Prostacyclin hingegen wirkt am Thrombozyten schon in niedrigen Konzentrationen antiaggregatorisch (Abb. 15) [193]. Zusätzlich bewirkt es in hohen Konzentrationen eine Hemmung der Plättchenadhäsion an das Endothel. Dementsprechend korrelierte in Untersuchungen an Ratten, Kaninchen und Meerschweinchen die Thrombozytenadhäsion an geschädigtes Endothel deutlich mit der jeweiligen endothelialen Freisetzung von Prostacyclin (Abb. 16) [263].

Lokal kann Prostacyclin sogar eine Auflösung von Thrombozytenaggregaten erreichen und so einen thromboembolischen Verschluß von kleinsten Gefäßen (Kapillaren) verhindern. Dies ist zum Beispiel von besonderer Bedeutung für die Aufrechterhaltung der Mikrozirkulation in der Lunge [174]. Eine Hemmung der Prostacyclinbildung durch Hydrokortison, Azetylsalizylsäure oder Tranylcypromin hebt in vitro alle diese günstigen Effekte des Prostacyclins auf und führt so zu einer verstärkten Thrombusbildung [132]. In den Thrombozyten stimuliert Prostacyclin die Aktivität der Adenylatzy-

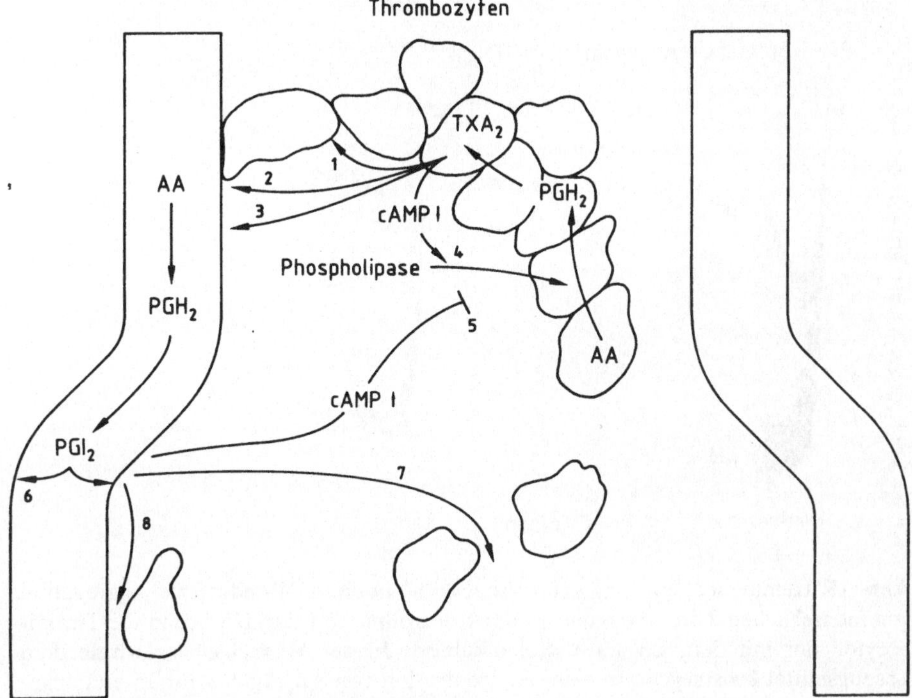

Abb. 14. Interaktion zwischen Gefäßen und Thrombozyten. Die aktivierten Thrombozyten synthetisieren überwiegend TXA$_2$ aus Arachidonsäure. Hierüber bewirken die Thrombozyten ihre Aggregation (1), ihre Adhäsion am Gefäßendothel (2), die Gefäßkontraktion (3) sowie die Stimulation der Phospholipase A$_2$ (4). Das Gefäßendothel synthetisiert fast ausschließlich PGI$_2$ aus Arachidonsäure (AA). Es entwickelt hierdurch eine antagonistische Wirkung gegenüber dem TXA$_2$ der Thrombozyten und reduziert die Aktivität der Phospholipase A$_2$ (5), erweitert die Gefäße (6), verhindert die Thrombozytenaggregation (7) und vermindert schließlich auch die Thrombozytenadhäsion an das Gefäßendothel (8)

klase [89] und senkt so die Konzentration des freien Kalziums in den Zellen [267]. Über die Veränderung des freien Kalziums endlich hemmt es dann die Aktivität der Phospholipase A$_2$ und hierüber die Synthese von Thromboxan A$_2$. Die Wirkung des Prostacyclins kann dementsprechend durch Hemmung des Abbaus von cAMP, zum Beispiel durch Phosphodiesterase-Hemmstoffe wie Theophyllin, erheblich verstärkt [96,168,282] und durch Hemmung der Adenylatzyklase-Aktivierung mit 2', 5'-Dideoxy-Adenosin wesentlich abgeschwächt [110] werden. Am Gefäß selbst bewirkt Prostacyclin eine ausgeprägte und direkte Vasodilatation.

Das Wechselspiel zwischen thrombozytärem Thromboxan A$_2$ und endothelialem Prostacyclin ist besonders reizvoll, da die Wirkung von Prostacyclin eine fein abgestimmte Regulation der Thrombozyten-Endothel-Interaktion

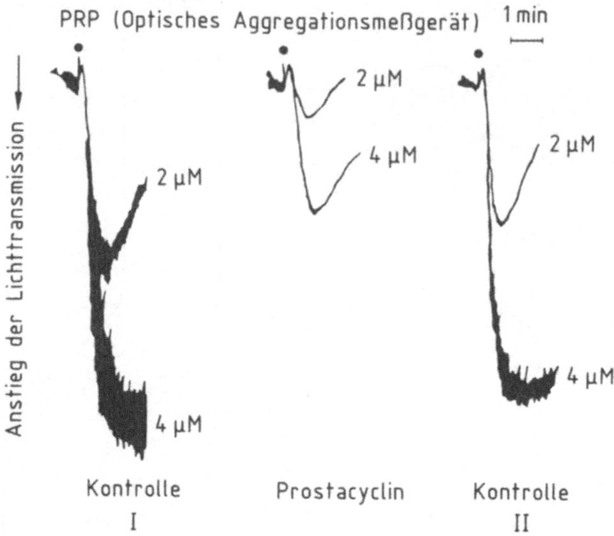

Abb. 15. Hemmende Wirkung von Prostacyclin auf die ADP-induzierte Aggregation von menschlichen Thrombozyten. In der Kontrollphase I und II wurden die Thrombozyten nur mit dem Lösungsmittel inkubiert. In der Versuchsphase wurde dem Lösungsmittel Prostacyclin in einer Konzentration von 8 ng/kg/min für 15 min zugesetzt. In der Kontrollphase induzierte ADP in zwei Konzentrationen (2 und 4 μM) dosisabhängig eine Aggregation der Thrombozyten, während in der Versuchsphase die Lichttransmission kaum anstieg und die Thrombozytenaggregation weitgehend ausblieb [193]

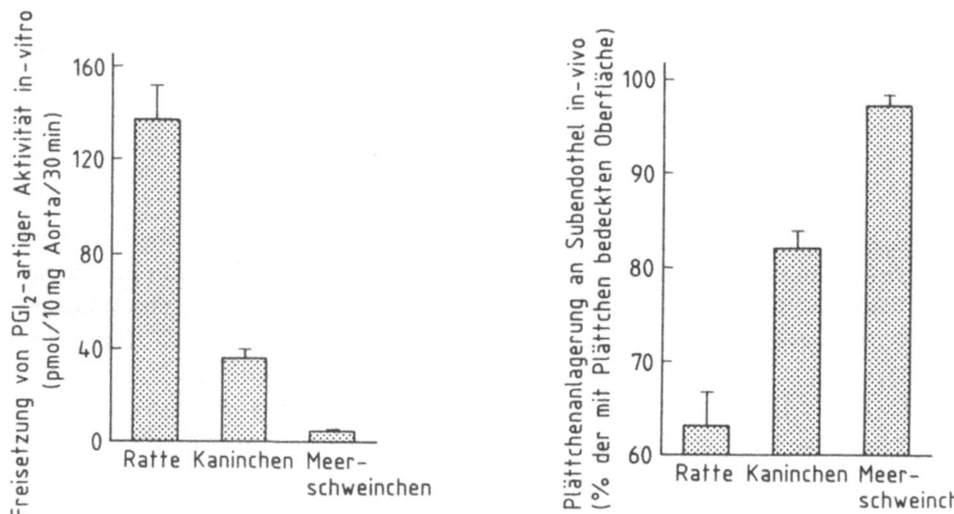

Abb. 16. Inverse Beziehung zwischen aortaler Prostacyclinsynthese und endothelialer Thrombozytenadhäsion bei verschiedenen Tierspezies nach Läsion des Endothels. ($\bar{x} \pm$ SEM) [263]

20

erkennen läßt. Unmittelbar nach ihrer Aktivierung setzen die Thrombozyten das Cyclooxygenaseprodukt PGH_2 frei, welches in den Endothelien bereits ohne Stimulation des endogenen endothelialen Arachidonsäurestoffwechsels die Prostacyclinsynthese steigern kann [172]. Hierdurch kann das Prostacyclin schon in einer sehr frühen Phase der Thrombusbildung einen antiaggregatorischen Effekt – eventuell über eine Unterdrückung der oberflächlichen Fibrinogenrezeptoren der Thrombozyten [109] – entfalten und größere Thromben verhindern [4]. Kommt es aber trotzdem zu einer Anlagerung der Thromben an die Gefäßwand, so wird die endogene Prostacyclinsynthese der Endothelien aktiviert und das Eicosanoid in hoher Konzentration sezerniert, welche gegebenenfalls ausreicht, um eine weitere Thrombozytenadhäsion zu verhindern. Unter Umständen kann das freigesetzte Prostacyclin sogar eine Desaggregation der Thrombozyten bewirken und den schon entstandenen Mikrothrombus wieder auflösen [96,97,174]. Zusätzlich steigert Prostacyclin die Aktivität des Plasminogen-Aktivators und kann so eine meßbare fibrinolytische Aktivität entfalten [176]. Ist die Läsion der Gefäßwand jedoch tief und reicht bis in die Media oder Adventitia hinein, so ist die minimale Prostacyclinsynthese dieser tiefen Schichten [170] nicht mehr ausreichend, um die Thrombusbildung zu verhindern. Die Wirkung des thrombozytären Thromboxan A_2 überwiegt nun und führt zu einer Thrombusbildung und -adhäsion sowie zu einer deutlichen Vasokontraktion. Verstärkt wird dieser Effekt noch durch die lokale Thromboxan-A_2-Bildung im Gewebe der Adventitia.

Vaskuläre Wirkung

Prostacyclin zählt zu den potentesten, heute bekannten Vasodilatatoren des Organismus. Seine Wirkung ist ungefähr 8mal stärker als die des PGE_2 und ca. 100mal stärker als die seines Abbauprodukts 6-oxo-$PGF_{1\alpha}$ [6]. Prostacyclin entfaltet seinen vasodilatatorischen Effekt unabhängig von Art (Arterie oder Vene), Größe (Aorta oder Kapillare) und Lokalisation (Organ) des Gefäßes durch eine cAMP-vermittelte Relaxation der glatten Gefäßmuskulatur [174]. Der vasodilatierende Effekt des Prostacyclins wurde bisher für Aorta, Koronargefäße, Pulmonalgefäße, Nabelschnurgefäße, Ductus arteriosus, Magen- und Darmgefäße, Nierengefäße und Gefäße der Skelettmuskulatur nachgewiesen (zur Übersicht s. [282]).

Interessant ist, daß für die Vasodilatation eine höhere Prostacyclinkonzentration im Blut erforderlich ist als für den antiaggregatorischen Effekt auf die Thrombozyten. Auch ist die Wirkdauer des Prostacyclins auf die Thrombozyten deutlich länger als sein vasodilatatorischer Effekt [193]. Da nun in den Venen die Prostacyclinsynthese schwächer ausgeprägt ist als in den Arterien, kam die Diskussion auf, daß in den Venen mit ihren ungünstigen rheologischen Verhältnissen die antiaggregatorische Wirkung des Prostacyclins im Vordergrund stehe, während in den Arterien mit hoher Prostacyclin-

synthese in Endothel und glatten Muskelzellen [245] die gefäßerweiternde
Wirkung des Prostacyclins von übergeordneter Bedeutung sei [282]. Bewiesen
wurde diese Hypothese bis heute aber noch nicht.

Zytoprotektive Wirkung

Prostacyclin scheint auch eine sog. „zytoprotektive" Wirkung zu entfalten,
die besonders gut für die myokardialen Zellen untersucht wurde [242]. So
kann beobachtet werden, daß unter einer Behandlung mit Prostacyclin und
seinen Analogen die Infarktgröße nach einer experimentellen Ischämie klei-
ner ist als ohne Prostacyclinbehandlung und daß die Reperfusionsarrhythmien
nach Ischämie durch Prostacyclin deutlich zu vermindern sind, unabhängig
davon, ob das Eicosanoid schon vor oder erst während der Ischämiephase
infundiert wurde [143,180]. Auch bei Patienten mit Myokardinfarkt kann
Prostacyclin den Untergang von Herzmuskelgewebe begrenzen und protektiv
wirken [113]. Der Mechanismus dieser kardioprotektiven Wirkung von Prostacyclin ist letztlich bis heute noch ungeklärt. Zum einen spielt hierbei sicher
die Vasodilatation und die verminderte Thrombozytenaggregation eine Rolle,
doch erscheinen diese Effekte alleine nicht ausreichend, die Zytoprotektion
zu erklären. Zusätzliche Effekte, wie die Hemmung der Chemotaxis und
Aktivierung der neutrophilen Leukozyten [287] sowie die Stabilisierung ihrer
lysosomalen Membranen [5, 143], scheinen notwendig zu sein, um den zellulären Effekt des Prostacyclins erklären zu können. Hinweise für einen
solchen lysosomalen Effekt des Prostacyclins geben Befunde an Leber-, Ma-
genschleimhaut- und Nervenzellen, die zeigen, daß Prostacyclin in diesen
Zellen nach toxischer Schädigung die Aktivität lysosomaler Hydrolasen aus
eingewanderten Granulozyten deutlich reduzieren kann [16, 26, 28, 289]. Es
bedarf sicher aber noch weiterer Untersuchungen, um den sogenannten „zy-
toprotektiven" Effekt des Prostacyclins weiter aufzuklären und endgültig zu
sichern.

Antiatherogene Wirkung

Atherosklerotische Läsionen der menschlichen Aorta sind geprägt von Lipideinlagerungen. Die Cholesterolester sind die Hauptfraktion dieser Lipide
[36]. Prostacyclin nun ist in der Lage, der Akkumulation der Cholesterolester
entgegenzuwirken [103, 104, 105]. Der Wirkmechanismus, über den Prostacyclin die Cholesterolester aus der glatten Muskelzelle der Aortenwand wieder ausschleust, wurde an der Kaninchenaorta ausführlich studiert (Abb. 17)
[105]. Prostacyclin stimuliert die intrazelluläre Adenylatzyklase und steigert
so den zellulären Gehalt an cAMP. cAMP seinerseits stimuliert den Abbau
der Cholesterolester über eine Aktivierung der Cholesterolester-Hydrolase.
Das so entstandene Cholesterin wird dann mit Hilfe eines Sterol-Trägerpro-
teins, zum Beispiel dem HDL (high density lipoprotein), aus der Zelle in den

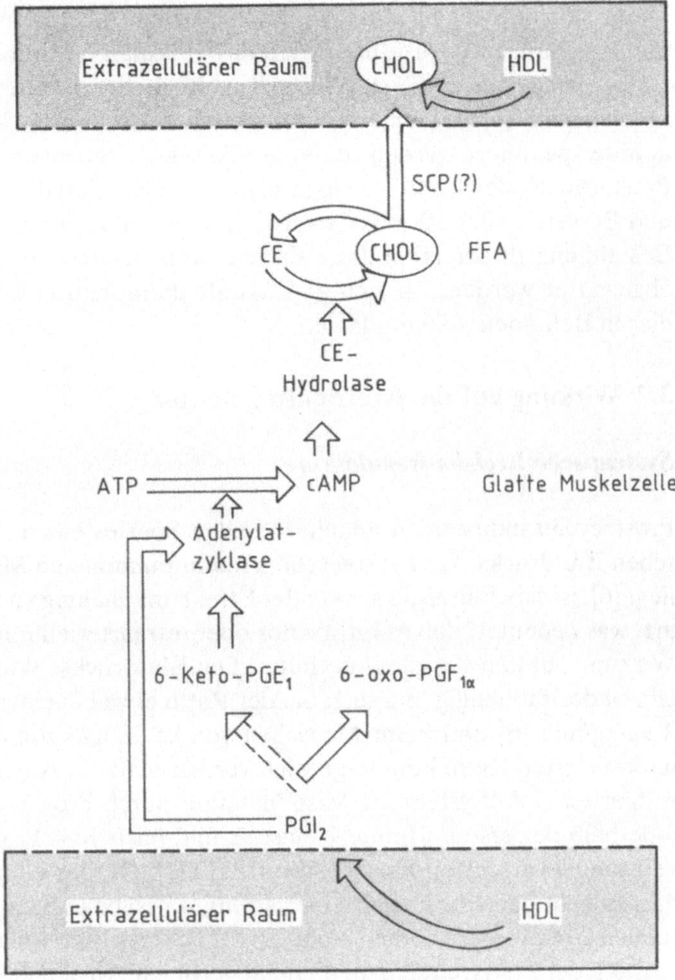

Abb. 17. Hypothetisches Modell der Prostacyclinwirkung auf den Cholesterinstoffwechsel der glatten Muskelzelle der Gefäßwand nach Hajjar [104, 105]. Über die Bildung von cAMP aktiviert Prostacyclin die Cholesterolester(CE)-Hydrolase und setzt Cholesterin (CHOL) frei, das danach über ein Sterol-Trägerprotein (SCP) aus der Zelle ausgeschleust wird

Extrazellulärraum ausgeschleust. Der gleiche Effekt, nämlich die Reduktion des intrazellulären Gehaltes an Cholesterolester, konnte inzwischen auch für das Prostacyclin-Analogon Carbacyclin nachgewiesen werden [199]. Diese zelluläre Wirkung von Prostacyclin ist möglicherweise von besonderer Bedeutung in der Pathogenese der Atherosklerose und ihrer therapeutischen Beeinflußbarkeit. Bei klinisch manifester Atherosklerose ist das vaskuläre Gewebe nicht mehr in der Lage ausreichend Prostacyclin zu bilden [138].

Dieser lokale Mangel an Prostacyclin könnte nach den hier vorgestellten Untersuchungen dazu führen, daß das vaskuläre Gewebe einer verstärkten Einlagerung von Cholesterolestern nicht mehr effektiv entgegenzuwirken vermag und so die Atheromatose rasch fortschreiten kann. Andererseits könnte spekuliert werden, daß die klinisch-therapeutische Applikation von Prostacyclin oder seiner Analoga zu einer Regression der Lipideinlagerungen und Besserung des atherosklerotischen Krankheitsbildes führen könnte. Die Bestätigung dieser Hypothese in vivo steht jedoch noch aus, und es muß abgewartet werden, ob sich in Zukunft therapeutische Konsequenzen aus diesen Befunden ableiten lassen.

3.2 Wirkung auf die Kreislaufregulation

Systemische Kreislaufregulation

Prostacyclin induziert in annähernd allen Spezies einen Abfall des systemi-schen Blutdrucks. Da Prostacyclin keinem pulmonalen Metabolismus unter-liegt [6], ist sein blutdrucksenkender Effekt unabhängig von der Applikations-art, was bedeutet, daß es intravenös oder intraarteriell infundiert die gleiche Wirkung auf den Kreislauf entfaltet. Die Blutdrucksenkung unter Prostacy-clin ist dosisabhängig und setzt bei der Ratte etwa bei einer Infusionsrate von 2 μg/kg/min [6] und beim Menschen von ca. 2 ng/kg/min ein [17]. An der narkotisierten Ratte konnte gezeigt werden, daß am Angiotensin-II-vorkon-trahierten Gefäßsystem die Vasodilatation durch Prostacyclin sofort – noch innerhalb der ersten Minute – einsetzt und nach 10 – 15 min bereits wieder vollständig verschwunden ist (Abb. 18) [231]. Der jeweilige Abfall des Blut-drucks geht ganz zu Lasten einer streng dosisabhängigen Erniedrigung des totalen Gefäßwiderstandes (Abb. 19) [223]. Reflektorisch kommt es zu einem Anstieg der Herzfrequenz und einem geringen Anstieg des Herzminutenvo-lumens und des Schlagvolumenindex [17, 32]. Der Abfall des totalen Gefäß-widerstandes beruht auf einem Rückgang des Gefäßwiderstandes in allen Gefäßregionen, da Prostacyclin in allen Gefäßarealen gleichsinnig wirkt. Prostacyclin entfaltet bei intravenöser Applikation auf die systemische Zir-kulation des Menschen eine annähernd 20fach stärkere Wirkung als das PGE$_2$, das erst bei Dosen von ca. 40 ng/kg/min kreislaufaktiv wird [235]. Der Unterschied in der Blutdruckwirksamkeit beider Substanzen erklärt sich in ihrer unterschiedlichen pulmonalen Metabolisierung. PGE$_2$ wird bei einer Lungenpassage zu 95 % inaktiviert [175], während Prostacyclin unbeeinflußt bleibt. Bei niedrigen Infusionsraten von Prostacyclin kommt es unter Um-ständen nur zu einer Rötung der Haut im Gesicht und an den Händen. Bei Dosissteigerung tritt dann auch eine Dilatation der systemischen Wider-standsgefäße mit konsekutivem Blutdruckabfall auf, der für den diastolischen Blutdruck ausgeprägter ist als für den systolischen Blutdruck. In hohen Dosen

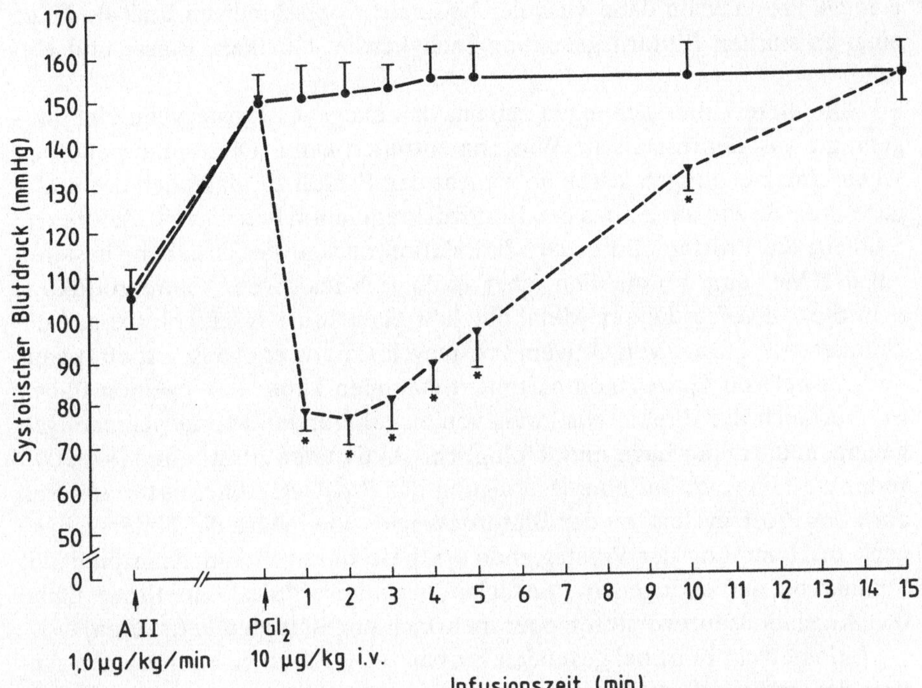

Abb. 18. Abfall des systolischen Blutdrucks nach intravenöser Injektion von Prostacyclin bei anästhesierten Ratten während Angiotensin II (A II) induzierter Blutdruckelevation. (●——●: Kontrollgruppe, n=5; ▼---▼: PGI₂-Gruppe, n=5; x̄ ± SEM; *: p < 0,05) [231]

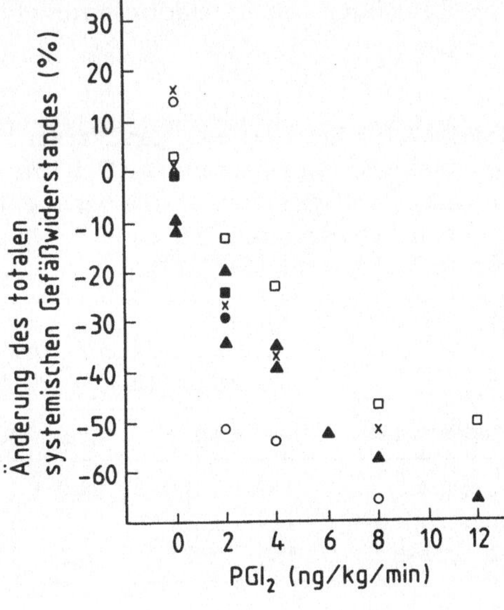

Abb. 19. Dosisabhängiger Einfluß von intravenös verabreichtem Prostacyclin (PGI₂) auf den totalen systemischen Gefäßwiderstand. Dargestellt sind die prozentualen Veränderungen im Vergleich zur Kontrollgruppe. Die Nulldosis steht für die Wirkung des Glycinpuffers als Lösungsmittel. Jedes Symbol steht für einen Patienten [223]

25

erzeugt Prostacyclin dann vaskulär bedingte Kopfschmerzen und als Folge
einer zu starken Blutdrucksenkung Tachykardie, Übelkeit, Blässe und Un-
ruhe.

Alle diese Untersuchungen zeigen, daß exogenes Prostacyclin eine ausgeprägte vasodepressorische Wirkung entfalten kann. Diese pharmakologischen Untersuchungen lassen aber nicht den Schluß zu, daß auch das endogene Prostacyclin an der basalen Blutdruckregulation beteiligt ist. Zahlreiche
Studien, die Prostacyclin in der Zirkulation nachgewiesen haben, basieren
auf der Messung des stabilen, aber biologisch inaktiven Abbauproduktes,
dem 6-oxo-PGF$_{1\alpha}$. Dieser Metabolit läßt aber keine Rückschlüsse auf die
zirkulierende Menge von aktivem Prostacyclin zu, da er ebensogut direkt aus
dem vaskulären Gewebskompartiment stammen kann. In einzelnen Fällen
ist aber auch der direkte Nachweis von zirkulierenden Prostacyclinmengen
gelungen, die in der Lage sind, biologische Aktivitäten zu entfalten [84, 100].
Indirekte Hinweise auf eine Beteiligung der Prostaglandine, unter anderen
auch des Prostacyclins, an der Blutdruckregulation liefern die Untersuchungen mit Hemmung der Prostaglandinsynthese durch Indometacin oder mit
Stimulation der endogenen Prostaglandinsynthese durch diätetische Gabe
von Arachidonsäurevorstufen oder mehrfach ungesättigten Fettsäuren.

Indometacin führt bei gesunden Probanden [191] zu einem geringen Anstieg des systemischen Blutdrucks, der mit einem Anstieg des totalen Gefäßwiderstandes verbunden ist (Abb. 20). Das Herzminutenvolumen fällt entsprechend unter Indometacin ab [270, 290]. Die Kreislaufreaktion auf Indometacin ist individuell sehr unterschiedlich ausgeprägt, spielt aber bei der
überwiegenden Zahl der beobachteten Patienten in der klinischen Routine
keine nennenswerte Rolle.

Die Stimulation der endogenen Prostaglandinsynthese mit diätetischer
Verabreichung von Arachidonsäurevorstufen bedingt einen signifikanten Ab-

Tabelle 2. Einfluß einer fettarmen Diät auf das Verhalten des systemischen Blutdrucks
bei normotensiven Personen. Die Diät war fettarm (51 g/d) mit einem hohen Anteil
an einfach und mehrfach ungesättigten Fettsäuren. Der Quotient ungesättigte vs.
gesättigte Fettsäuren betrug in der Diät-Gruppe 0,98 und in der Kontrollgruppe 0,17.
($\bar{x} \pm$ SEM; **: p < 0,001) [128]

Studienphase	Blutdruck (mmHg)			
	Diätgruppe (n=35)		Kontrollgruppe (n=38)	
	systolisch	diastolisch	systolisch	diastolisch
Vorphase	138,4 ± 3,0	88,9 ± 1,9	137,8 ± 2,0	89,3 ± 1,5
Intervention	129,5 ± 2,2**	81,3 ± 1,0**	136,0 ± 2,1	86,9 ± 1,5
Nachphase	136,7 ± 2,6	85,3 ± 1,8	137,5 ± 2,2	87,6 ± 1,5

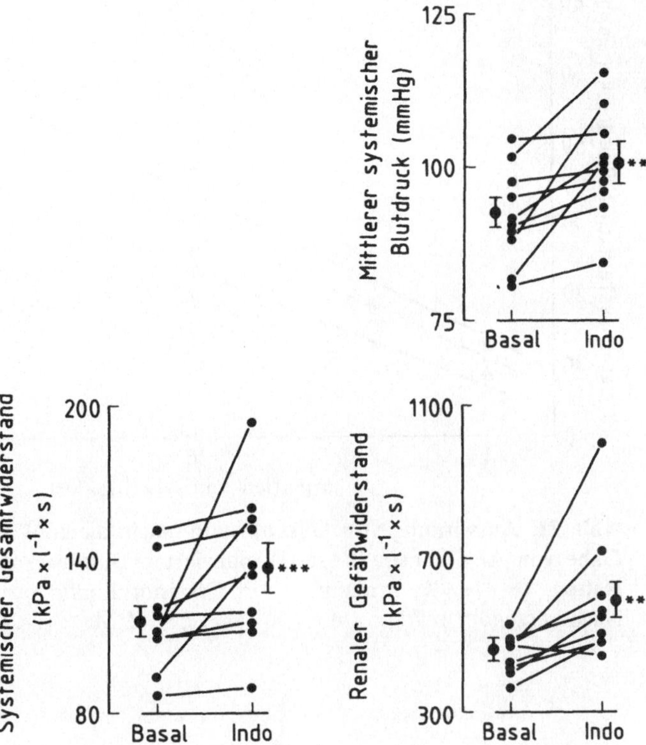

Abb. 20. Veränderung des mittleren systemischen Blutdrucks, des systemischen Gesamtwiderstandes und des renalen Widerstandes unter basalen Bedingungen und nach intravenöser Verabreichung von 50 mg Indometacin (Indo). C $\bar{x}$ ± SEM; **: p < 0,01; ***: p < 0,001) [191]

fall des Blutdrucks bei gesunden normotensiven Probanden (Tabelle 2) [212], der überwiegend auf die Synthesesteigerung des Prostacyclins zurückzuführen ist (Abb. 10) [60]. Auch die Ansprechbarkeit der Gefäße auf pressorisch wirkende Hormone wie Angiotensin II wird durch die Stimulation der endogenen Prostaglandine abgeschwächt (Abb. 21) [233]. Besonders interessant sind aber die neueren Untersuchungen mit mehrfach ungesättigten Omega-3-Fettsäuren. Besonders intensiv untersucht wurde aus dieser Gruppe der Effekt der Eicosapentaensäure [152]. Die Stoffwechselprodukte der Eicosepentaensäure haben drei Doppelbindungen und gehören somit der 3er-Serie der Prostaglandine an (Abb. 22). Gebildet werden demzufolge PGE_3, PGD_3, PGI_3 und TXA_3. Für die Feineinstellung des vaskulären Tonus sind unter Umständen das vaskuläre Prostaglandin PGI_3 und das thrombozytäre TXA_3 als sein Gegenspieler von besonderer Bedeutung [152]. Das PGI_3 ist in seiner vasodilatatorischen Eigenschaft genauso potent wie das Prostacyclin (PGI_2). Das TXA_3 hingegen besitzt im Vergleich zum TXA_2 keinen nen-

27

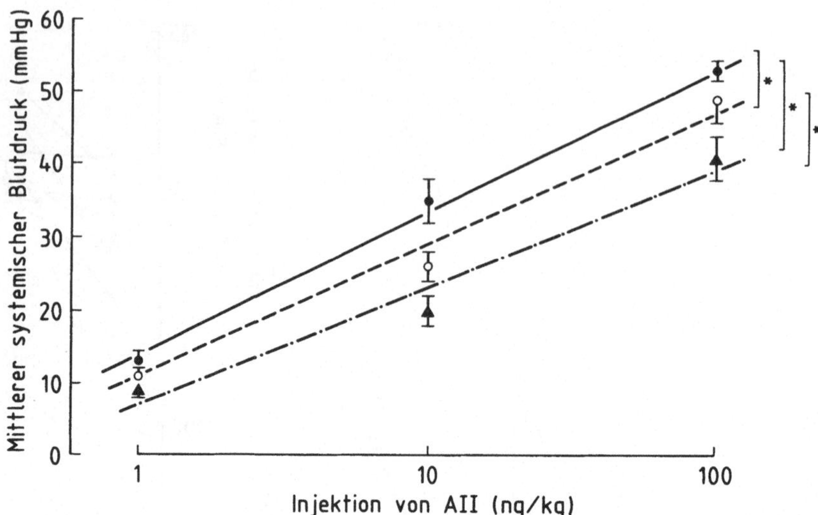

Abb. 21. Auswirkung von Olivenöl und Nachtkerzenöl auf den durch intravenöse Gabe von Angiotensin II (A II) induzierten Blutdruckanstieg bei anästhetisierten Ratten. (●——●: Kontrollen; o---o: Olivenöl 1 ml/d p.o. über 90 Tage; ▲—·—▲: Nachtkerzenöl 1 ml/d p.o. über 90 Tage; $\bar{x} \pm$ SEM; *: p < 0,05) [233]

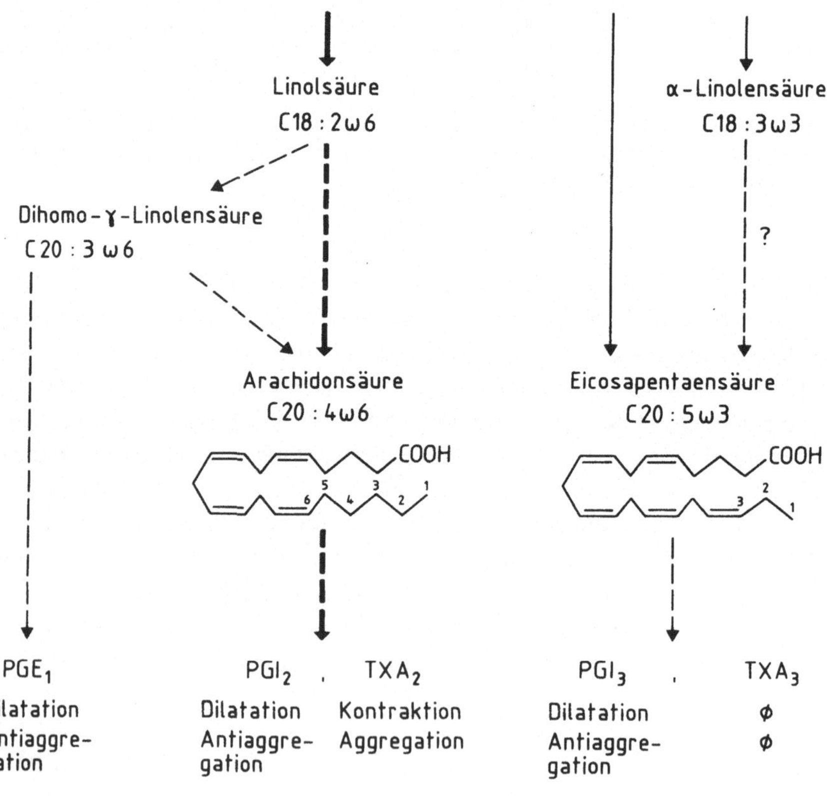

nenswerten vasokonstringierenden Effekt. So dominiert in vivo nach diätetischer Einnahme der Omega-3-Fettsäuren die vasodilatierende Eigenschaft des PGI$_3$, und es kommt zu einem signifikanten Abfall des Ruheblutdrucks. Auch die Gefäßansprechbarkeit auf vasopressorische Reize ist nach Behandlung mit Eicosapentaensäure (z. B. als Lebertran des Stockfisches) deutlich herabgesetzt (Abb. 23) [152, 179]. Diese letztgenannten Untersuchungen erlauben zusammen mit den Befunden nach Indometacin die Vermutung, daß unter normalen Bedingungen Prostacyclin und TXA$_2$ im gegenseitigen Wechselspiel an der Feineinstellung des systemischen Blutdrucks mitbeteiligt sind und daß eine Störung ihres biologischen Gleichgewichtes sich unmittelbar in einer adäquaten Blutdruckänderung äußert.

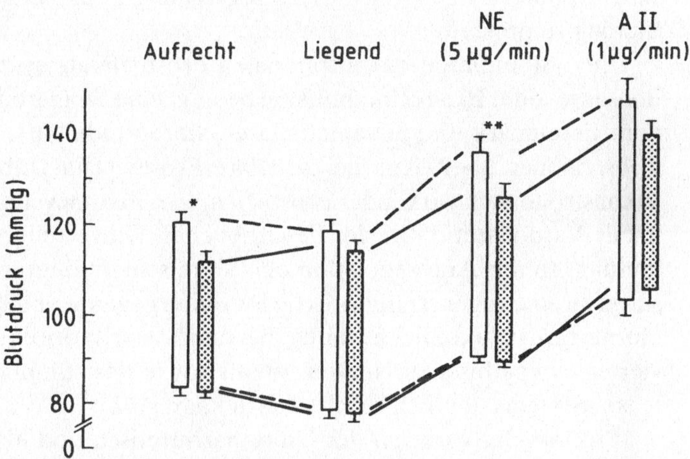

Abb. 23. Veränderung des basalen Blutdrucks im Stehen und im Liegen sowie seiner Reaktion auf Noradrenalin (NE) und Angiotensin II (A II) durch eine 25-tägige Diät mit lebertranangereicherter Kost. (Oberer Rand der Balken: systolischer Blutdruck; unterer Rand der Balken: diastolischer Blutdruck; helle Säulen: Kontrollgruppe, n=8; dunkle Säulen: Lebertran-Diät, n=8; $\bar{x} \pm$ SEM; *: p < 0,05; **p < 0,01) [152]

Abb. 22. Stoffwechsel mehrfach ungesättigter Fettsäuren. Die Omega-6-Fettsäuren sind Bestandteil der westlichen Standarddiät, die Omega-3-Fettsäuren, besonders die Eicosapentaensäure, überwiegen besonders in bestimmten Meerestieren. Speziell beim Menschen können Omega-3- und Omega-6-Fettsäuren nicht ineinander überführt werden [152]

Renale Kreislaufregulation

Die basale Nierendurchblutung scheint nach tierexperimentellen Untersuchungen [260] nicht direkt von der Prostaglandin- und somit auch nicht von der Prostacyclinsynthese abzuhängen, da Indometacin keine Änderung der basalen Nierendurchblutung am wachen Hund bewirkt. Doch andererseits finden sich in Untersuchungen an wachen Kaninchen und am gesunden Probanden ausreichend Hinweise dafür, daß Indometacin den basalen Gefäßwiderstand der Niere steigern kann (s. Abb.20) [13, 191]. Anders und einheitlicher sind die Verhältnisse aber bei akuten Nierenschädigungen und nervalen (sympathisches Nervensystem) renalen Belastungen [161, 260]. Hier kommt es zu einer intrarenalen Stimulation von Prostacyclin, und Indometacin ist unter diesen Umständen regelmäßig in der Lage, die Nierendurchblutung zu drosseln.

Eine Stimulation der intrarenalen Prostaglandinsynthese durch Arachidonsäure- oder Bradykininfusion bedingt eine Steigerung der Durchblutung von Nierenmark und juxtamedullärer Nierenrinde [161, 282]. In diesen Gewebsregionen überwiegt die vaskuläre Prostacyclinsynthese die anderer vasokonstriktorisch wirkender Prostaglandine. Prostacyclin führt dann über die lokale Vasodilatation zu der beschriebenen Umverteilung der Nierendurchblutung. In der Autoregulation der Niere scheint dem lokal gebildeten Prostacyclin eine gegenregulatorische Funktion gegenüber den vasopressorischen Hormonen zuzukommen, da es die vasokonstriktorische Wirkung des aktivierten sympathischen Nervensystems sowie des stimulierten Renin-Angiotensin-Systems deutlich abschwächen kann [161].

Prostacyclin wirkt an der Niere natriuretisch und diuretisch, auch ohne die glomeruläre Filtrationsrate zu beeinflussen [101]. Da es in der Niere fast ausschließlich in den Gefäßen vorhanden ist und nicht in den Tubulusendothelien [234], muß der Einfluß des Prostacyclins auf die Diurese und Natriurese am ehesten auf vaskuläre Veränderungen oder Einflüsse auf das Renin-Angiotensin-System (s. Kap. 3.3) zurückgeführt werden [54]. Die Umverteilung des Blutes zugunsten des Markes und der inneren Rinde könnte hierbei eine entscheidende Rolle spielen. Eine direkte tubuläre Wirkung des Prostacyclins erscheint nach In-vitro-Untersuchungen eher unwahrscheinlich [282].

Die renalen Effekte des Prostacyclins basieren mit großer Wahrscheinlichkeit nur auf lokal gebildetem Prostacyclin, da die für die Vasodilatation und die Natriurese benötigten Prostacyclinkonzentrationen deutlich (beim Hund 10fach) über den normalen Konzentrationen von Prostacyclin im zirkulierenden Blut liegen [54].

Pulmonale Kreislaufregulation

In den Gefäßen des Lungenkreislaufs spielt das Prostacyclin eine bedeutende
Rolle, da es zur Aufrechterhaltung des Blutflusses in der Lungenperipherie
notwendig ist. Es regelt nicht nur die Gefäßweitstellung, sondern verhindert
bei langsamem Blutfluß eine thrombotische Verlegung der Lungenkapillaren
und vermag eventuell eingeschwemmte Mikrothromben rasch wieder aufzu-
lösen [38]. Die Bedeutung des Prostacyclins für die pulmonale Zirkulation
kann am besten an der Neugeborenenlunge demonstriert werden. Bis zur
Entbindung ist Prostacyclin das Hauptprodukt des Cyclooxygenase-Stoffwechsels im Ductus Botalli [202, 261]. Hier hält es zusammen mit dem parallel
synthetisierten PGE_2 das Gefäß offen und sorgt so für die intakte fetale
Zirkulation. Die Hemmung des Cyclooxygenase-Stoffwechsels mit Indometacin führt dementsprechend zu einem raschen Verschluß des Ductus Botalli
[238, 250]. Nach der Entbindung wird durch die Hypoxie [159] die intrapul-
monale Prostacyclinsynthese stimuliert und so mit größter Wahrscheinlichkeit
die rasche Eröffnung der bis zu diesem Zeitpunkt verschlossenen Lungenstrombahn erreicht [38]. Bleibt die postpartale Vasodilatation der Lungen
aus, so kann die Eröffnung der Lungenstrombahn iatrogen durch eine Infusion von Prostacyclin erreicht werden [148].

Auch bei der pulmonalen Hypertonie des Erwachsenen kann der Lun-
gengesamtwiderstand durch Prostacyclin dosisabhängig sehr effektiv gesenkt
werden (Abb. 24). Diese Wirkung des Prostacyclins bleibt selbst bei längerer

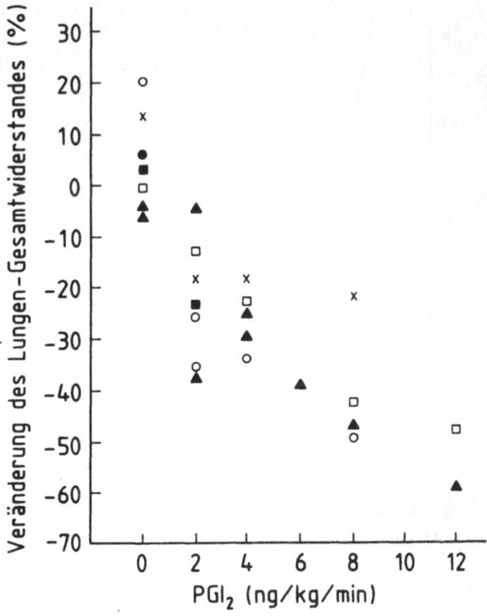

Abb. 24. Dosisabhängiger Einfluß von intravenös verabreichtem Prostacyclin (PGI_2) auf den
totalen pulmonalen Gefäßwiderstand. Dargestellt sind die prozentualen Veränderungen im Vergleich zur Kontrollgruppe. Die
Nulldosis steht für die Wirkung
des Glycinpuffers als Lösungsmittel. Jedes Symbol steht für einen
Patienten [223]

Infusion über Tage ohne Abschwächung erhalten, wie es an Patienten mit
pulmonaler Hypertonie gezeigt werden konnte (Abb. 25) [116, 223]. Der
therapeutisch nutzbare Effekt des Prostacyclins auf den Lungenkreislauf
wurde in mehreren Untersuchungen gleichermaßen beobachtet [27, 115, 116,
127, 150, 218, 223]. Der routinemäßige, klinische Einsatz von Prostacyclin
bei schwerer pulmonaler Hypertonie ist aber wegen der kurzen Halbwertszeit
und der bisher ausschließlich intravenösen Applikationsform nicht sinnvoll;
für Patienten mit schwerer primärer pulmonaler Hypertonie vor Herz-Lun-
gen-Transplantation könnte der längerfristige Einsatz von Prostacyclin jedoch
lebensrettend werden [150]. Trotz der zahlreichen klinischen Untersuchungen
und des reproduzierbaren therapeutischen Effektes konnte bisher nicht geklärt werden, ob der primären oder sekundären pulmonalen Hypertonie ein
endogener Mangel an pulmonalem Prostacyclin zugrunde liegt oder nicht. So
scheinen zur Klärung der pathogenetischen Bedeutung des Prostacyclins bei
der pulmonalen Hypertonie noch weitergehende Untersuchungen dringend
erforderlich.

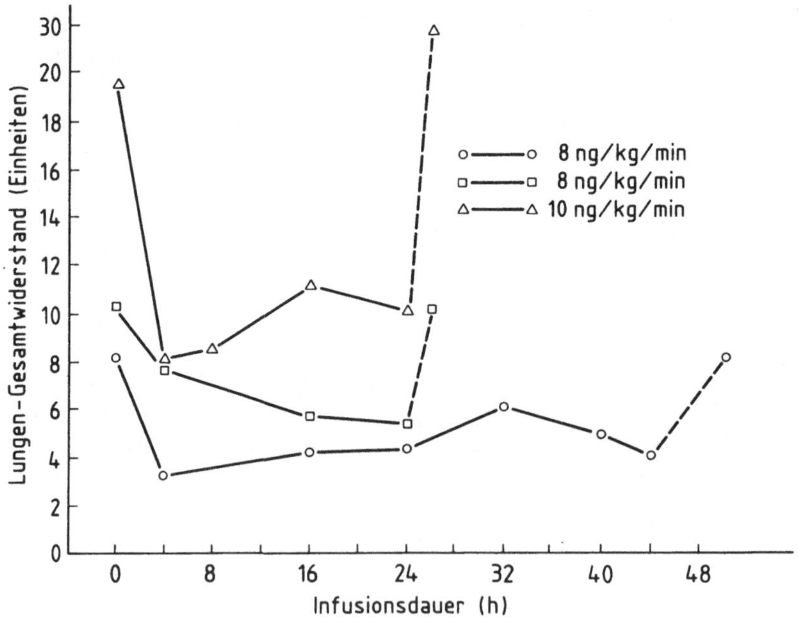

Abb. 25. Senkung des Lungengesamtwiderstandes durch Prostacyclin bei drei Patienten mit pulmonaler Hypertonie. Die gestrichelte Linie zeigt den prompten Wiederanstieg des pulmonalen Gefäßwiderstandes nach Beendigung der Prostacyclin-
infusion [223]

3.3 Interferenz mit anderen vasoaktiven Hormonen

Renin-Angiotensin-System

Unter den Prostaglandinen besitzt nach neueren Untersuchungen das vaskuläre Prostacyclin die effektivste Wirkung auf die renale Reninsekretion [79, 231]. So konnte gezeigt werden, daß in vitro die Reninsekretion von kortikalem Nierengewebe durch Prostacyclin stimulierbar ist, während PGE_2 ohne Effekt blieb [206, 280, 293]. Auch an der isoliert perfundierten Niere ließ sich die Reninsekretion duch Prostacyclin stimulieren [194]. Zudem konnte in dieser Untersuchung zusätzlich gezeigt werden, daß Prostacyclin nicht nur die Sekretion, sondern auch die Aktivierung von inaktivem zu aktivem Renin fördert (Abb. 26). Eine Stimulation der Reninsekretion war auch mit Arachidonsäure möglich, während die Hemmung der Prostaglandinsynthese mit Indometacin zu einem Rückgang der Reninsekretion führte [76, 137, 273, 285, 293]. In diesen Versuchen erwies sich das Prostacyclin in seiner molaren Wirkung dem Isoproterenol äquipotent. Nur in sehr wenigen Untersuchungen fand sich kein stimulierender Effekt des Prostacyclins beziehungsweise seines Analogons Iloprost auf die Reninfreisetzung [301]. Initial schien die Stimulation des Renins durch die Prostaglandine abhängig von der Natriumbilanz des Organismus, da der hemmende Effekt des Indometacins auf die Reninsekretion nach strenger Natriumrestriktion der Probanden nicht mehr nachzuweisen war [79].Es zeigte sich aber, daß die Reninsekretion nach Salzreduktion ganz entscheidend durch eine beta-adrenerge Stimulation be-

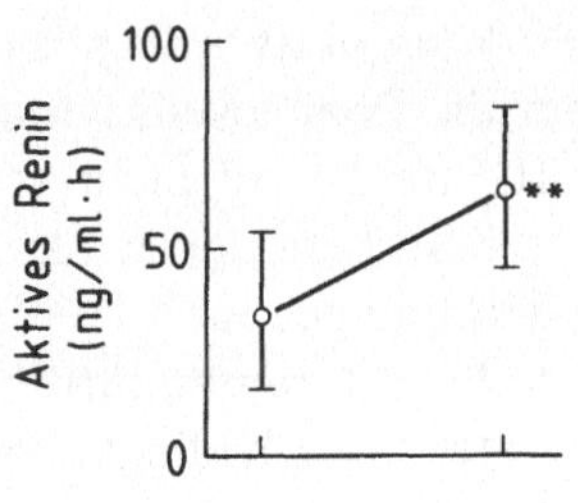

Abb. 26. Einfluß einer Prostacyclin-Infusion auf die Ausscheidung von Kallikreinen im Urin ($U_{Kal}V$) sowie die Aktivität des aktiven und des inaktiven Renins im Plasma. ($\bar{x} \pm$ SEM; *: $p < 0{,}05$; **: $p < 0{,}01$) [194]

stimmt wird, die unabhängig von den Prostaglandinen wirkt. Dementsprechend war nach pharmakologischer Blockade der beta-adrenergen Rezeptoren die Reninsekretion auch unter Natriumentzug durch Indometacin hemmbar [77, 231]. Von den drei wesentlichen Stimuli der Reninsekretion – sympathische Stimulation, Makula-Densa-Rezeptor und glomerulärer Barorezeptor – ist wohl der Regulationsmechanismus des Barorezeptors am stärksten von der Prostacyclinsynthese abhängig, da alleine sein Einfluß auf die Reninsekretion durch Indometacin aufgehoben werden konnte [46].

Zwei klinische Krankheitsbilder könnten auf die Bedeutung der Prostacyclin-induzierten Reninstimulation hinweisen. Das Barrter-Syndrom ist gekennzeichnet durch eine gesteigerte Reninsekretion und eine erhöhte renale Ausscheidung von 6-oxo-PGF$_{1\alpha}$ sowohl als Ausdruck einer pathologischen Prostacyclinsynthese intrarenal als auch systemisch intravasal [100, 222]. Die Hemmung der Prostacyclinsynthese mit Indometacin führte dementsprechend rasch zu einer Normalisierung der endokrinen und metabolischen Veränderungen bei diesen Patienten, einschließlich der charakteristischen Reninerhöhung [272].

Genau invers sind die Verhältnisse bei dem Krankheitsbild des hyporeninämischen Hypoaldosteronismus. Hier konnte ein Mangel an endogenem Prostacyclin mit verminderter Stimulierbarkeit als wesentliche Ursache für die endokrinen und metabolischen Veränderungen bei diesen Patienten aufgedeckt werden [179]. Dementsprechend konnte die Substitution von Prostacyclin den endogenen Mangel des Eicosanoids ausgleichen und zu einer Normalisierung aller pathologischen Veränderungen, so auch zu einer Normalisierung der zuvor supprimierten Renin- und Aldosteronaktivität führen [295].

Zwischen dem Renin-Angiotensin-System und dem Prostacyclin besteht eine enge Wechselbeziehung. So kann aktives Renin über die Bildung von Angiotensin II seinerseits wieder die Prostacyclinsynthese stimulieren [109, 181, 239]. Dieser Angiotensin-II-Effekt wird nicht von allen Autoren beschrieben [182], ist aber heute unbestritten und wird als wichtige Kontrolle der vaskulären Angiotensin-II-Wirkung gedeutet [164]. Prostacyclin wird in den kortikalen Gefäßen, so auch den afferenten Arteriolen der Glomerula, gebildet und kann dort die Angiotensin-II-bedingte Vasokonstriktion antagonisieren. Auf diese Weise ist die Niere auch bei exzessiver Stimulation des Renin-Angiotensin-Systems, wie bei Hypovolämie oder Nierenarterienstenose, in der Lage, sich selbst vor der nachteiligen Wirkung des Renin-Angiotensin-Systems zu schützen und die Nierenfunktion, besonders die glomeruläre Filtration, aufrechtzuerhalten [163, 164]. Einen indirekten Hinweis auf den Angiotensin-II-Antagonismus der Prostaglandine sowie des Prostacyclins geben die Untersuchungen, die zeigen, daß nach Indometacinvorbehandlung die vasopressorische Wirkung von Angiotensin II verstärkt zur Ausprägung kommt [189, 228, 273]. Besonders interessant ist der Befund, daß Azetylsalizylsäure in hoher Dosierung ähnlich dem Indometacin wirkt, in niedriger

Dosierung jedoch die Wirkung des Angiotensin II deutlich abschwächt [228]. Diese beiden unterschiedlichen Effekte von Azetylsalizylsäure können über zwei verschiedene Wirkmechanismen der Substanz erklärt werden. In hoher Dosierung wird die Prostaglandinsynthese global gehemmt, so auch die vaskuläre Bildung des Prostacyclins. In der niedrigen Dosierung (80 mg) hingegen ist die Prostaglandinsynthese noch erhalten; es findet sich jedoch eine Verschiebung des Thromboxan/Prostacyclin-Verhältnisses zugunsten des Prostacyclins, da Azetylsalizylsäure in diesen niedrigen Dosen nur die Thromboxan-A_2-Synthese in den Thrombozyten hemmt [107, 211].

Kallikrein-Kinin-System

Die renale Kallikreinsekretion in den Urin und in den venösen Schenkel der Zirkulation ist nach Untersuchungen an der isoliert perfundierten Rattenniere [275] durch renale Prostaglandine stimulierbar. Denn eine Perfusion der Niere mit Arachidonsäure-haltigem Perfusat erhöhte den Ausstrom von Kallikrein sowohl im venösen Effluent als auch im Urin der Niere. Dieser stimulierende Effekt der Arachidonsäure war durch Indometacin voll hemmbar. Eine weitere Differenzierung dieses globalen Arachidonsäureeffektes erfolgte in dieser Studie nicht, so daß anhand dieser Daten nicht unterschieden werden kann, ob die Kallikreinstimulation durch PGE_2 oder Prostacyclin induziert wurde.

Über den Einfluß des Prostacyclins auf die renale Kallikreinaktivität liegen zur Zeit nur wenige und widersprüchliche Befunde vor. So wurde in Akutversuchen bis zu 3 Tagen (s. Abb. 26) eine Steigerung der Kallikreinexkretion im Urin nach Prostacyclininfusion beobachtet, die stets mit einem deutlichen Anstieg der Diurese und Natriurese verbunden war [35, 194, 208, 301]. In diesen Untersuchungen bleibt es aber letztlich offen, ob es sich bei der vermehrten Kallikreinausscheidung um einen spezifischen Effekt des Prostacyclins handelt oder nur um einen unspezifischen Diureseeffekt. Denn in zahlreichen Untersuchungen zum Kallikrein-Kinin-System konnte gezeigt werden, daß jede Steigerung der Diurese initial mit einem Anstieg der renalen Kallikreinausscheidung verbunden ist [16]. Für eine unspezifische Reaktion des renalen Kallikreins in den Akutversuchen spricht auch das Ergebnis einer anderen Untersuchung, in der im Gegensatz zu den vorgenannten Studien bei nur gering gesteigerter Diurese keine Stimulation der Kallikreinausscheidung im Urin durch Prostacyclin beobachtet werden konnte [68].

Ist der Einfluß der Prostaglandine auf die Kallikrein-Kinin-Systeme noch fraglich, so besteht kein Zweifel daran, daß die Kinine und hier besonders das Bradykinin eine markante Stimulation der Prostaglandinsynthese induzieren können, und zwar nicht nur in den Gefäßendothelien (Prostacyclin), sondern auch in der Niere, an Adipozyten, Herzzellen, Ileumschleimhaut, Fibroblasten und Nervenzellen [7, 44, 117, 119, 195, 259].

Die Stimulation der Prostaglandinsynthese durch Kinine beruht auf einer Aktivitätssteigerung der Phospholipase A_2 und kann durch Mepacrin und Indometacin vollständig aufgehoben werden [40, 217, 271]. Die Aktivierung der Phospholipase A_2 stellt sich Kalzium-abhängig dar und kann durch eine Änderung des intrazellulären Calmodulin- oder Kalziumgehaltes moduliert werden [294]. Eine intrazelluläre Steigerung der Konzentration dieser Substanzen verstärkt den Kinineffekt auf die Prostaglandinsynthese, eine Erniedrigung ihrer Konzentration schwächt den Kinineffekt ab. Die Frage, ob Veränderungen in der intrazellulären Konzentration von cAMP einen zusätzlichen Effekt auf die Kininwirkung haben oder diese sogar vermitteln, ist bis heute nicht sicher geklärt. Bradykinin kann letztlich alle Eicosanoide stimulieren. Reproduzierbare Ergebnisse liegen inzwischen schon für PGE_1, PGE_2, $PGF_{2\alpha}$, PGI_2 und TXA_2 vor [7, 40, 44, 117, 162, 213]. Interessant waren die Befunde, die am Hund nach intraarterieller Infusion von Bradykinin erhoben wurden [196]. Bradykinin führte in dieser Untersuchung zu einer Stimulation der renalen PGE_2- und Prostacyclinsynthese, ohne jedoch die Thromboxansynthese zu beeinflussen (Abb. 27). Als zweiter interessanter Befund wurde zusätzlich ein alleiniger Anstieg des Prostacyclins im arteriellen Blut beobachtet. Als Ursache hierfür kommen zwei Mechanismen in Frage, entweder eine zusätzliche Prostacyclinstimulation in der systemischen Zirkulation oder aber eine systemische Kumulation des renal freigesetzten Prostacyclins bei der bekanntermaßen fehlenden pulmonalen Prostacyclinclearance.

Katecholamine

Ein Einfluß des Prostacyclins auf die Katecholamine im Blut ist zur Zeit nicht gesichert. Mit hohen Dosen von Prostacyclin ist sicherlich ein Anstieg der Katecholamine im Blut zu erreichen, doch dieser Anstieg ist unspezifisch und alleine in dem erheblichen Abfall des systemischen Blutdrucks begründet. In einer Untersuchung mit dem Prostacyclin-Analogon Iloprost über drei Tage [301] konnte trotz eines moderaten Blutdruckabfalls keine statistisch verwertbare Änderung der Katecholaminkonzentrationen im Blut beobachtet werden. An weiterführenden Untersuchungen mangelt es zur Zeit noch, so daß der Einfluß des Prostacyclins auf die Katecholamine ungewiß bleibt. Die Katecholamine Adrenalin und Noradrenalin selbst haben keinen nennenswerten Einfluß auf die Prostacyclinsynthese der Gefäße, wie Untersuchungen in vivo am Hund [181] und in vitro an Zellen der glatten Gefäßmuskulatur [109] darlegten. Die renale Prostacyclinexkretion ließ sich in einer Studie an gesunden Probanden durch Noradrenalin stimulieren [182]. Durch Blockade der α-adrenergen Rezeptoren mit Phenoxybenzamin war dieser Effekt des Noradrenalins komplett aufzuheben. Die Bedeutung dieser Beobachtung muß jedoch eingeschränkt werden, da in dieser Untersuchung [182] die Noradrenalingabe zu einer deutlichen Steigerung der Diurese führte und so an-

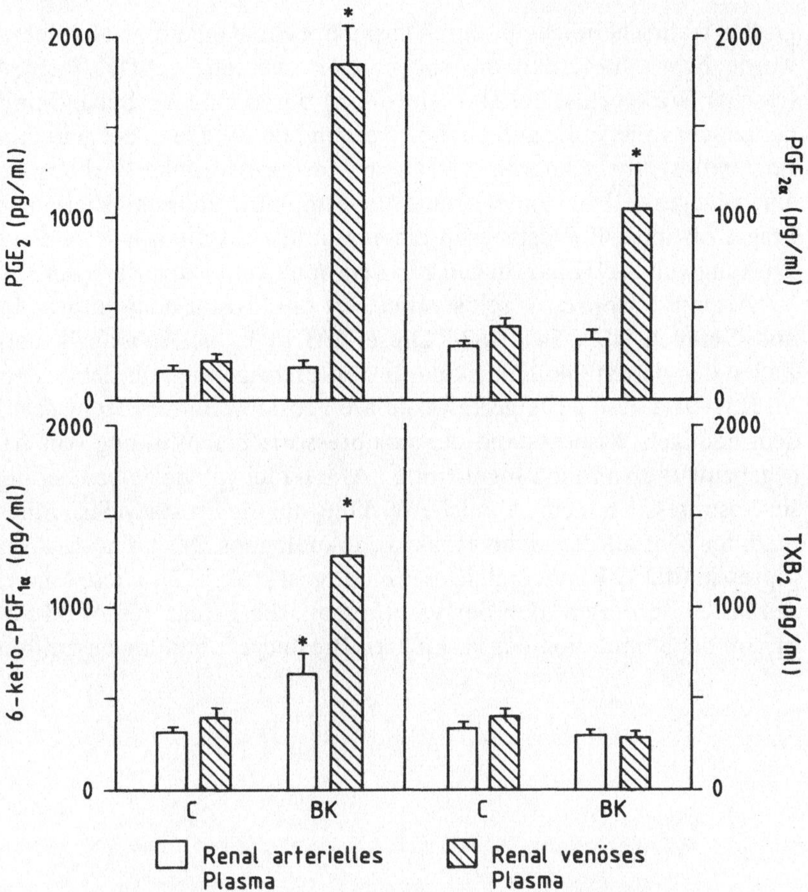

Abb. 27. Konzentration von Prostaglandin E_2 (PGE_2), Prostaglandin $F_{2\alpha}$ ($PGF_{2\alpha}$), 6-keto-Prostaglandin $F_{1\alpha}$ ($PGF_{1\alpha}$) und Thromboxan B_2 (TXB_2) im Blut der Nierenarterie und Nierenvene bei narkotisierten Hunden unter basalen Bedingungen (*C*) und nach Bradykinininfusion (*BK*) ($\bar{x} \pm$ SEM; *p < 0,05) [196]

dere renale Mechanismen für die vermehrte Ausscheidung des Prostacyclins und seiner Metabolite verantwortlich sein können.

Antidiuretisches Hormon

Das antidiuretische Hormon (ADH), auch Arginin-Vasopressin genannt, wirkt in der Niere am Sammelrohr der Nephrone wasserretinierend und an den arteriellen Gefäßen der Zirkulation vasokonstringierend. Beide Wirkungen des ADH können durch Prostaglandine deutlich abgeschwächt werden. So wird seine renale Wirkung durch das Prostaglandin E_2 weitgehend antagonisiert [54] und auch die vasopressorische Eigenschaft von ADH wird mit großer Wahrscheinlichkeit durch vaskuläre Prostaglandine abgeschwächt. So wurde beobachtet, daß die sogenannte vaskuläre „ADH-Tachyphylaxie" (rascher Wirkverlust bei Dauerinfusion) durch eine Vorbehandlung mit Indometacin vollständig aufgehoben werden konnte. Denn bei gehemmter Prostaglandinsynthese konnte ADH seine vasopressorische Wirkung auch über einen längeren Infusionszeitraum unvermindert aufrechterhalten [85]. Zur Frage, ob speziell Prostacyclin einen Einfluß auf die renale oder vaskuläre Wirkung von ADH hat, liegen zur Zeit noch keine zuverlässigen Daten vor.

Arginin-Vasopressin selbst stimuliert die Prostacyclinsynthese in Nieren und Gefäßen [109, 147, 182]. Dieser Effekt ist dosisabhängig und in den Zellen der glatten Gefäßmuskulatur stärker ausgeprägt als der des Angiotensin II [109]. Diese gesteigerte vaskuläre Prostacyclinfreisetzung scheint nach dem heutigen Wissensstand der vasopressorischen Wirkung von ADH entgegenzuwirken und die sogenannte „ADH-Tachyphylaxie" zu bedingen. Lysin-Vasopressin hat eine ähnliche Wirkung auf die Prostacyclinsynthese, während der Einfluß des nichtvasoaktiven Analogons Desamino-D-Arginin-Vasopressin (dDAVP) unvergleichbar niedrig ist [109, 182]. Diese Untersuchungen lassen vermuten, daß der vasopressorische Effekt des ADH notwendig ist, um die Stimulation der vaskulären Prostacyclinbildung auszulösen.

4 Bedeutung des Prostacyclins bei der Hypertonie

4.1 Experimentelle Hypertonie im Tierversuch

Spontane Hypertonie im Tiermodell

Die Ursache der spontanen Hypertonie der Ratte ist bis heute nicht endgültig geklärt. Neben vermehrten Aktivitäten von vasopressorischen Hormonen wird als Ursache auch eine verminderte Aktivität von vasodepressorischen Faktoren diskutiert. Von den vasodepressorisch wirkenden Prostaglandinen spielt wohl das Prostacyclin als das führende vaskuläre Prostaglandin die Hauptrolle in der Blutdruckregulation. Ob es seine Wirkung lokal am Gefäß oder auch systemisch in der Zirkulation entfaltet, ist bis heute nicht geklärt. Lokal scheint bei den spontan-hypertonen Ratten die Prostacyclinsynthese erhöht zu sein. Denn in In-vitro-Untersuchungen (Abb. 28) fand sich regelmäßig eine gesteigerte aortale Prostacyclinbildung der spontan-hypertonen Tiere im Vergleich zu den normotonen Wistar-Ratten [20, 197, 204]. Auch die Bildung von TXA_2 war bei diesen Tieren gesteigert (Tabelle 3) [39], so daß der Verdacht aufkommt, die Stimulation des Prostacyclins möge eventuell nur reaktiver Natur auf die Veränderung im Thromboxan-Stoffwechsel sein. Bei spontan-hypertonen Ratten des „Stroke-prone"-Stammes war die aortale Prostacyclinsynthese in beiden Untergruppen, den „Stroke-prone-" und den „Stroke-resistant"-Ratten, gleichermaßen gesteigert. Erst mit dem Auftreten

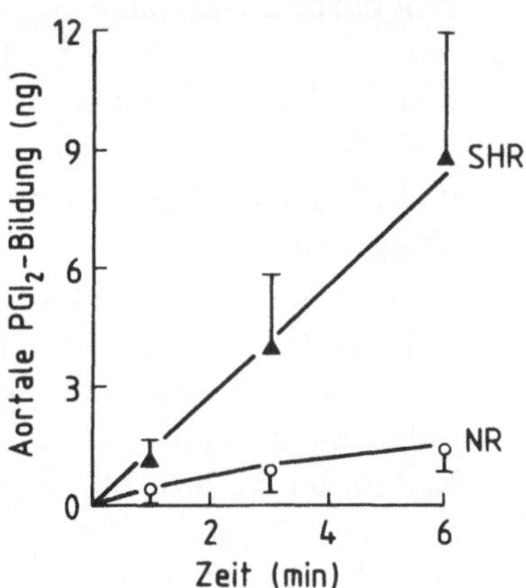

Abb. 28. Freisetzung von Prostacyclin aus Aortenringen normotensiver (NR) und spontanhypertensiver Ratten (SHR) in Abhängigkeit von der Inkubationszeit. ($\bar{x} \pm$ SEM) [204]

Tabelle 3. Konzentration von TXB$_2$ im Serum und Ausscheidung von 6-oxo-PGF$_{1\alpha}$ im Urin von spontan-hypertonen Ratten (SHR) und normotonen Wistar-Kyoto-Ratten (WKY) unter einer Standarddiät mit hydrogeniertem Kokosnußöl (HCO) und Natriumsalz beziehungsweise Wasser. Die Werte sind Mittelwerte mit mittlerer Abweichung des Mittelwertes. *: p<0,05 [31]

Stamm	Diät	n	Serum-TXB$_2$ (ng/ml)	Urin-6-oxo-PGF$_{1\alpha}$ (ng/24 h)
SHR	HCO/Salz	8	533 ± 40*	42,1 ± 5,3*
	HCO/Wasser	9	454 ± 27*	30,3 ± 3,6*
WKY	HCO/Salz	8	333 ± 29	67,6 ± 5,1
	HCO/Wasser	6	250 ± 34	52,8 ± 6,4

des Schlaganfalls war bei einigen Ratten des „Stroke-prone"-Stammes eine Abnahme der aortalen Prostacyclinsynthese zu beobachten [197]. Dieser Befund läßt sich eventuell durch die erheblichen arteriosklerotischen Gefäßveränderungen dieser Tiere erklären. Denn mit zunehmender Atherosklerose der Gefäße nimmt deren Prostacyclinsyntheserate kontinuierlich ab [47, 95, 139].

Die renale Prostacyclinexkretion spiegelt möglicherweise nicht nur die Syntheserate von Prostacyclin in der Niere wider, sondern auch die des gesamten Gefäßsystems des Organismus. Sie ist bei den spontan-hypertonen Ratten basal erniedrigt (s. Tabelle 3) und nur ungenügend durch diätetische Salzbelastung zu stimulieren (Abb. 29) [39, 158]. Auch eine Stimulation der Prostacyclinsynthese durch die Hemmung des Thromboxanstoffwechsels wie sie normalerweise beobachtet wird [155], ließ sich bei den spontan-hypertonen Ratten trotz effektiver Hemmung der Thromboxan-Synthetase mit dem spezifischen Inhibitor UK 38,485 nicht nachweisen [264].

Faßt man die vorgestellten Ergebnisse zusammen, so fällt auf, daß eine erhebliche Diskrepanz zwischen der vaskulären Prostacyclinsynthese in vitro und der renalen Ausscheidung seiner Metabolite in vivo besteht. Es muß demzufolge vermutet werden, daß das dem erhöhten Blutdruck ausgesetzte vaskuläre Gewebe durchaus in der Lage ist, vermehrt Prostacyclin zu bilden, daß diese Fähigkeit in vivo in der Zirkulation aber offensichtlich nicht zum Tragen kommt.

Eine mögliche Erklärung für diese Diskrepanz könnte darin bestehen, daß die Metabolite 6-oxo-PGF$_{1\alpha}$ beziehungsweise 2,3-Dinor-6-oxo-PGF$_{1\alpha}$ nicht die wahre Prostacyclinsynthese des Organismus repräsentieren. Diese Möglichkeit kann aber nur zutreffen, wenn bei den spontan-hypertensiven Ratten der weitere Metabolismus des Prostacyclins stärker von der 15-Hydroxydehydrogenase bestimmt würde als bei den Wistar-Ratten. Dies ist aber nicht der Fall. Denn In-vitro-Untersuchungen zeigten, daß das entscheidende

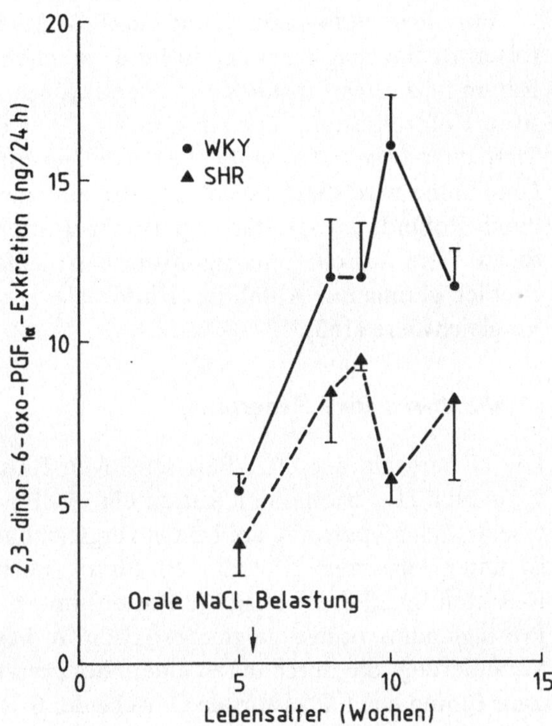

Abb. 29. Vergleich der renalen Exkretion von 2,3-dinor-6-oxo-PGF$_{1\alpha}$ bei spontan-hypertonen (SHR) und normotonen Wistar-Kyoto Ratten (WKY) unter Normalkost und während einer oralen Natriumbelastung. ($\overline{x} \pm$ SD) [158]

Enzym, die 15-Hydroxydehydrogenase, bei den spontan-hypertensiven Ratten nicht in ihrer Aktivität gesteigert ist, sondern eher sogar eine verminderte Aktivität im Vergleich zu den Wistar-Ratten aufweist [136, 201]. Ein veränderter Metabolismus des Prostacyclins als Ursache für die Diskrepanz der In-vitro- und In-vivo-Befunde scheint somit eher unwahrscheinlich.

Wahrscheinlicher ist hingegen die Möglichkeit, daß bei spontan-hypertonen Ratten im Blut Faktoren fehlen, die normalerweise die Prostacyclinsynthese in den Gefäßen stimulieren, oder daß in ihrem Blut vermehrt Faktoren zirkulieren, die in vivo die vaskuläre Prostacyclinsynthese hemmen. Solche regulativ wirkende Faktoren konnten inzwischen tatsächlich durch verschiedene Arbeitsgruppen in der Zirkulation nachgewiesen werden [154, 207, 236]. Diese zirkulierenden Faktoren entfallen bei den In-vitro-Untersuchungen, und es ist durchaus denkbar, daß auf diese Weise die Ergebnisse der In-vitro-Studien nicht der In-vivo-Situation des Organismus entsprechen und mit gebührender Zurückhaltung zu interpretieren sind.

Für einen endogenen Mangel an Prostacyclin mit einer erhöhten Rezeptorsensitivität mag auch der Befund sprechen, daß bei spontan-hypertonen Ratten injiziertes Prostacyclin wesentlich potenter ist als bei den normotensiven Kontrollratten, da es in gleicher Dosis den Blutdruck der hypertonen Tiere doppelt so tief absenkt wie bei den normotonen Tieren (Abb. 30) [203]. Unterstützt wird diese Hypothese des endogenen Prostacyclinmangels noch durch Befunde an spontan-hypertonen Ratten, die zeigten, daß die hypertonen Tiere auf eine niedrig dosierte Arachidonsäure-Injektion mit einem deutlich geringeren Abfall des Blutdrucks reagierten als die normotensiven Vergleichstiere [153].

Dahl-Salz-sensitive Hypertonie

Die Hypertonie der Dahl-Salz-sensitiven Ratten (S-Ratten) ist ähnlich der spontanen Hypertonie der Ratten ein Hochdruckmodell, das der humanen essentiellen Hypertonie am besten vergleichbar ist. Bei den jungen S-Ratten ist unter salzarmer Diät der Blutdruck noch nicht von dem der jungen R-Ratten (Dahl-Salz-resistente Ratten) unterschieden [64, 266]. Die aortale Prostaglandinsynthese zeigt aber schon in diesem Alter eine pathologische Veränderung, die durchaus zu einem höheren Gefäßtonus und einer Hypertonie führen kann. Das aortale Gewebe der S-Ratten produziert in vitro mehr

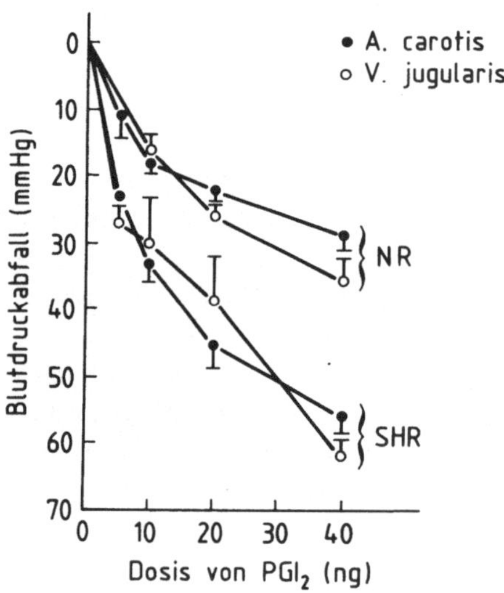

Abb. 30. Dosis-Wirkungsbeziehung zwischen injizierter Prostacyclindosis und Blutdruckabfall bei normotensiven (NR, n=5) und spontan-hypertensiven Ratten (SHR, n=5). ●——●: Injektion in die Arteria carotis; ○——○: Injektion in die Vena jugularis; ($\bar{x} \pm$ SEM) [203]

42

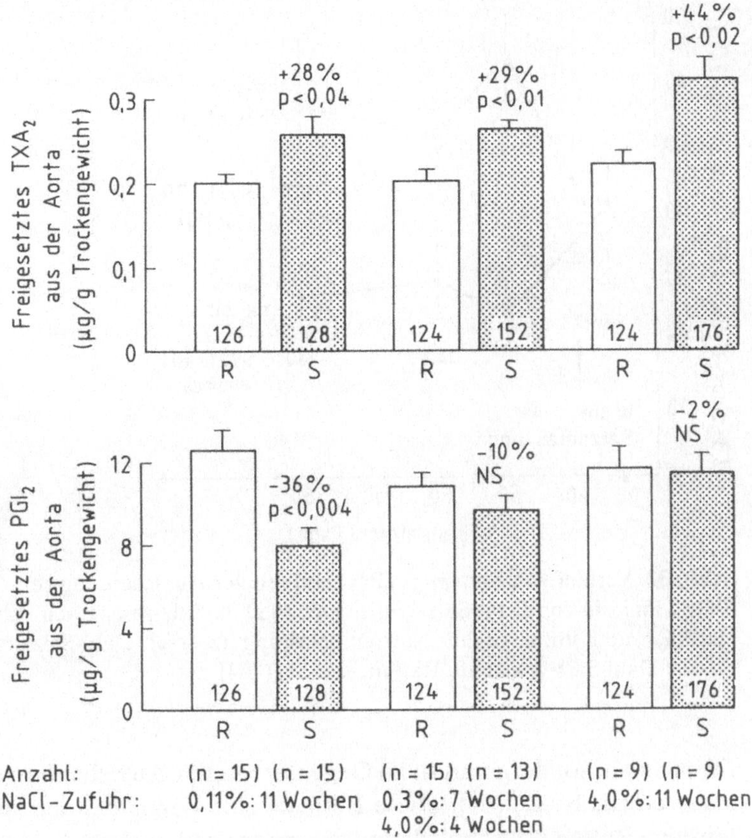

Abb. 31. Vergleich der aortalen TXA$_2$- und PGI$_2$-Freisetzung bei Dahl-Salz-resistenten (R) und Dahl-Salz-sensitiven Ratten (S) unter verschiedenen Natriumdiäten. Die Zahlen in den Säulen geben den mittleren Blutdruck der untersuchten Tiere an. ($\bar{x} \pm$ SEM) [266]

TXA$_2$ und deutlich weniger Prostacyclin als das Gewebe der R-Ratten (Abb. 31) [266]. Die renale Ausscheidung der Prostacyclinmetabolite ist zu diesem Zeitpunkt in beiden Rattenstämmen aber noch nicht different (Abb. 32) [64]. Durch eine diätetische Natriumbelastung ist bekanntermaßen die Hypertonie in den S-Ratten auszulösen. Mit dem Auftreten der Hypertonie nimmt auch die aortale Prostacyclinsynthese deutlich zu und ist bei ausgeprägter, manifester Hypertonie schließlich in beiden Tiergruppen gleichermaßen ausgeprägt. Die Thromboxan-A$_2$-Synthese bleibt hingegen auch während der Natriumbelastung pathologisch gesteigert, so daß das initiale Mißverhältnis zwischen TXA$_2$ und Prostacyclin im aortalen Gewebe weiter nachweisbar bleibt (Abb. 31) [266]. Unter der oralen Salzbelastung steigt trotz der gesteigerten aortalen Prostacyclinsynthese die renale Exkretion der Prostacyclinmetabo-

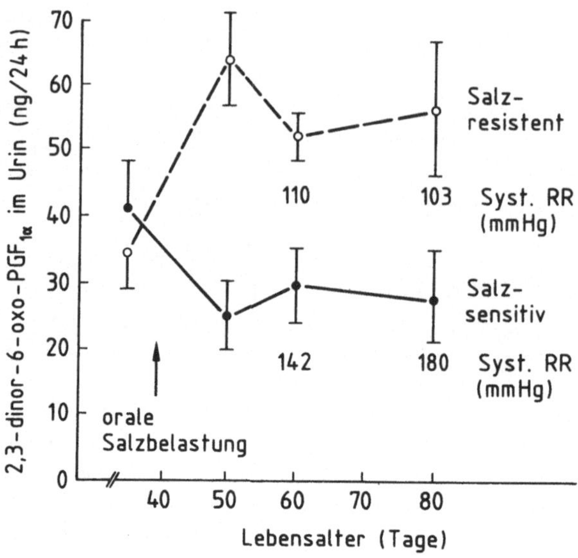

Abb. 32. Verlauf von Blutdruck (RR) und renaler Ausscheidung von 2,3-dinor-6-oxo-PGF$_{1\alpha}$ im Urin von Dahl-Salz-sensitiven und Dahl-Salz-resistenten Ratten unter Standarddiät und unter oraler Natriumbelastung (●——●: Dahl-Salz-sensitive Ratten; ○---○: Dahl-Salz-resistente Ratten; $\bar{x} \pm$ SD) [64]

lite nicht an, sondern nimmt im Gegensatz zu der Ausscheidung der R-Ratten sogar ab (Abb. 32) [64]. Diese Befunde sind denen bei den spontan-hypertensiven Ratten sehr ähnlich und zeigen an, daß auch in diesem Hypertoniemodell trotz einer in vitro gesteigerten Prostacyclinsynthese in den Gefäßen in vivo ein systemischer Mangel an Prostacyclin auftreten kann. Die Bedeutung dieses Befundes ist demzufolge auch ähnlich zu werten wie bei den spontan-hypertonen Ratten.

DOCA-Salz-Hypertonie

Für die DOCA-Salz-Hypertonie konnte in Untersuchungen an der Ratte gezeigt werden, daß die aortale Prostacyclinsynthese in vitro mit Erstmanifestation des hohen Blutdrucks erheblich gesteigert ist (Abb. 33) [75, 185]. Nach längerfristiger Dauer der Hypertonie kommt es jedoch zu einem Abfall der aortalen Prostacyclinsynthese unter die Kontrollwerte [185]. Der initiale Anstieg der vaskulären Prostacyclinbildung bei der Entwicklung der Hypertonie wird als unspezifische Reaktion der Gefäßwand auf die vermehrte Druckbelastung interpretiert, da diese Reaktion in gleicher Weise auch bei anderen Hypertoniemodellen beobachtet wurde. Der sekundäre Abfall bei länger bestehender Hypertonie ist mit großer Wahrscheinlichkeit auf eine hypertoniebedingte Schädigung des Gefäßsystems zurückzuführen. Aufgrund

44

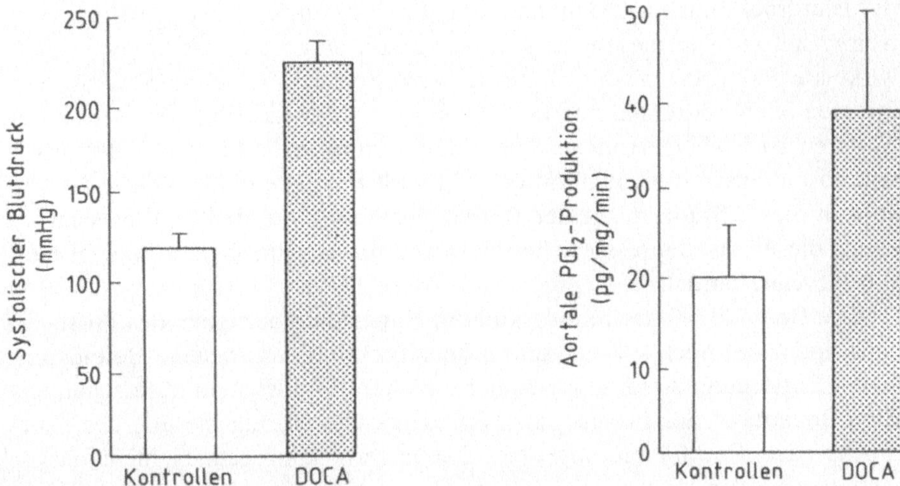

Abb. 33. Veränderung von Blutdruck und aortaler Prostacyclinproduktion bei DOCA-Salz-Hypertonie. ($\bar{x}$ ± SEM; n=9) [75]

dieser nur wenig charakteristischen Veränderungen kann dem Prostacyclin keine spezifische Bedeutung für die Pathogenese der DOCA-Salz-Hypertonie zugesprochen werden.

Renovaskuläre Hypertonie

Zur Bedeutung des Prostacyclins bei der renovaskulären Hypertonie liegen nur spärliche Daten vor. Im 2-Nieren/2-Clip-Modell der renovaskulären Hypertonie der Ratte wurde initial mit der Entwicklung der Hypertonie ein Anstieg der vaskulären Prostacyclinsynthese beobachtet [178]. Im Laufe der folgenden sechs Wochen fiel die vaskuläre Prostacyclinbildung jedoch wieder ab, obwohl der Blutdruck weiter erhöht blieb. Auch bei dem 1-Nieren/1-Clip-Modell der renovaskulären Hypertonie und eventuell auch beim 2-Nieren/1-Clip-Modell soll es mit der Zeit über bisher unbekannte Faktoren zu einer Aktivitätsminderung der Phospholipase A$_2$ kommen. Infolge dieser Veränderung könnte dann ein Mangel an vaskulärem Prostacyclin auftreten [165]. Weniger spekulativ sind die Befunde nach Entklammerung der Nierenarterie im 1-Nieren/1-Clip-Modell. Hier kann regelmäßig eine rasche Aktivitätssteigerung der Phospholipase A$_2$ mit konsekutivem Anstieg der vaskulären Prostacyclinsynthese festgestellt werden [165, 268, 269]. Eine Vorbehandlung der Tiere mit Indometacin verzögerte den Blutdruckabfall nach Entklammerung in diesem Hypertoniemodell deutlich [268]. Im 2-Nieren/1-Clip-Modell der renovaskulären Hypertonie konnte bisher noch kein direkter Beweis für eine Beteiligung des Prostacyclins an der Renormalisierung des Blutdrucks nach Entklammerung gefunden werden. Es gibt jedoch Hinweise, daß auch in diesem Hypertoniemodell humorale, vasodepressorisch wirkende Faktoren an der Blutdrucksenkung nach Wiederherstellung der intakten Nierendurchblutung beteiligt sind. So war das Blut von Ratten mit 2-Nieren/1-Clip-Hypertonie nach Entklammerung in der Lage, den Blutdruck von normotensiven Kontrollratten effektvoll zu senken [90]. Leider konnte aber in dieser Studie nicht der Beweis angetreten werden, daß es sich bei einem dieser vasodepressorischen Faktoren um ein Prostaglandin, eventuell Prostacyclin, handelt.

Die Befunde bei der renovaskulären Hypertonie bezüglich des Prostacyclins sind somit noch spärlich und unspezifisch und lassen seine Beteiligung an der Entstehung dieser Hypertonieform eher unwahrscheinlich erscheinen. Eine Bedeutung des Prostacyclins für die rasche Normalisierung des Blutdrucks nach Entklammerung der Nierenarterie kann jedoch nicht ausgeschlossen werden.

Linolsäuremangel-induzierter Blutdruckanstieg

Ein Blutdruckanstieg kann in normotonen Sprague-Dawley-Ratten auch durch einen diätetischen Entzug der Linolsäure induziert werden [52]. In diesen Studien kam es nach 6wöchiger Linolsäure-Verarmung zu einem kontinuierlichen und statistisch signifikanten Anstieg des systolischen Blutdrucks (Abb. 34). Dieser Blutdruckanstieg war mit einem gleichzeitigen Anstieg der

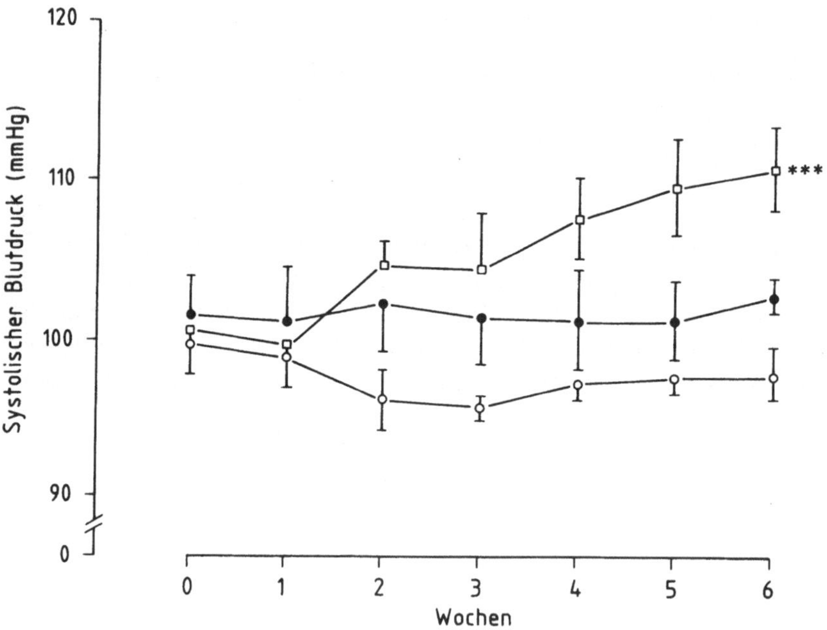

46

thrombozytären Thromboxansynthese und einem Rückgang der aortalen Prostacyclinsynthese verbunden. Der Rückgang der aortalen Prostacyclinsynthese war in diesen Versuchen streng (p <0,01) mit dem Anstieg des systolischen Blutdrucks der Tiere korreliert (Abb. 35). In diesem Modell der systolischen Blutdrucksteigerung kamen keine weiteren blutdrucksteigernden Mechanismen zum Tragen, so daß mit diesen Befunden [52] sicherlich erste wertvolle Hinweise dafür gewonnen werden konnten, daß die Eicosanoide, und hierunter besonders das vaskuläre Prostacyclin, an der Regulation des systemischen Blutdrucks beteiligt sein können.

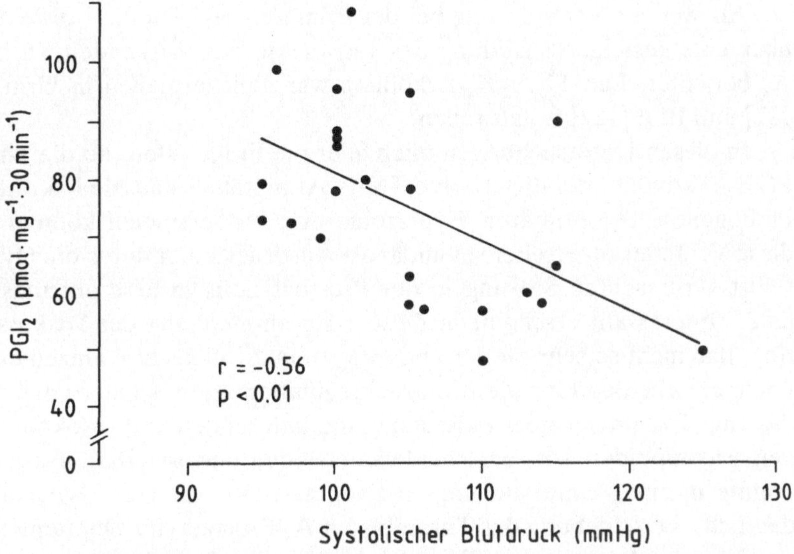

Abb. 35. Korrelation zwischen Blutdruckanstieg und Rückgang der Prostacyclinsynthese in isoliertem Aortengewebe, die durch Variationen der diätetischen Linolsäureaufnahme nach 6wöchiger Diät ausgelöst wurden [52]

Abb. 34. Verhalten des systolischen Blutdrucks in Sprague-Dawley-Ratten bei diätetischer Änderung der Linolsäureaufnahme mit der Nahrung. Der Blutdruck stieg bei Linolsäuremangel deutlich an (□), blieb bei 5 Energieprozent Linolsäure unverändert (●) und fiel bei 9 Energieprozent Linolsäure in der Nahrung leicht, aber nicht signifikant ab (○). x̄ ± SEM; *** p <0,005 im Vergleich zur linolsäurehaltigen Diät [52]

4.2 Arterielle Hypertonie

Primäre Hypertonie

Bei der essentiellen oder primären Hypertonie des Menschen sind zahlreiche Untersuchungen durchgeführt worden, die die Veränderungen der Prostaglandine studierten. In weitgehender Übereinstimmung fand sich eine deutliche Erniedrigung der renalen PGE_2-Ausscheidung [234, 257, 281, 282], die eine Korrelation zum Schweregrad der Hypertonie aufwies [283]. Bei der sogenannten „Low-renin"-Form der Hypertonie waren die Befunde eher ausgeprägter [3, 29, 78, 257]. Nur wenige Studien fanden keine deutliche Veränderung der PGE_2-Ausscheidung bei primärer Hypertonie [29, 141].

Als weitere Veränderung bei der primären Hypertonie wurde mehrfach über eine gesteigerte Bildung des vasopressorisch wirkenden Thromboxan A_2 berichtet. Die TXA_2/B_2-Erhöhung war gleichermaßen in Urin [29, 93, 122] und Blut [122] festzustellen.

In diesen Untersuchungen blieb aber die Frage offen, ob die erniedrigte PGE_2-Aktivität oder die erhöhte TXA_2-Aktivität als kausale Faktoren in der Pathogenese der primären Hypertonie eine Rolle spielen können oder ob diese Veränderungen eher sekundär als Ausdruck einer durch die Hypertonie selbst verursachten Störung in der Prostaglandinsynthese aufzufassen sind [282]. Interessant erscheint in diesem Zusammenhang der Diskussionsbeitrag, daß nicht so sehr die Veränderungen im Stoffwechsel einzelner Eicosanoide entscheidend für die Blutdruckregulation seien, sondern daß vielmehr das enge Zusammenspiel zwischen vasodilatierenden und vasokontrahierenden Eicosanoiden von entscheidender Bedeutung ist [283]. Entsprechend konnte in einer Untersuchung an Patienten mit primärer Hypertonie eine deutliche Verschiebung des Thromboxan A_2/Prostacyclin-Quotienten zugunsten des Vasokonstriktors TXA_2 beobachtet werden. Der Quotient war bei den Hypertonikern mit 0,78 mehr als doppelt so hoch wie bei den normotonen Kontrollpersonen, die einen Quotienten von nur 0,29 aufwiesen [93]. Eine ähnlich ausgeprägte Verschiebung dieses Quotienten fand sich auch in einer Untersuchung an respiratorisch insuffizienten Neugeborenen mit Hypertonie während extrakorporaler Zirkulation [237]. Bei diesen Patienten kam es unter der extrakorporalen Oxygenierung des Blutes zu einem deutlichen Anstieg der Thromboxane um etwa 50 % und einem dramatischen Abfall des Prostacyclins im Blut auf 20 % des Ausgangswertes.

Weitere Untersuchungen mit simultaner Bestimmung von Thromboxan A_2/B_2 und Prostacyclin bei Patienten mit primärer Hypertonie liegen zur Zeit leider noch nicht vor. Denn in den übrigen Studien, die sich mit dem Verhalten des Prostacyclins bei primärer Hypertonie befaßten, wurde nur dieses eine Eicosanoid über seinen Metaboliten 6-oxo-$PGF_{1\alpha}$ bestimmt. In einer ersten Untersuchung an einem kleinen Patientenkollektiv fand sich im Urin eine signifikant niedrigere Prostacyclinausscheidung bei Hypertonie als bei Normotonie [92]. In einem größeren Kollektiv des gleichen Autors war der Unterschied tendenziell immer noch vorhanden, jedoch nun ohne statistische Signifikanz [93]. In einer kürzlich beendeten Untersuchung konnte die Reduktion der renalen Prostacyclinexkretion bei essentieller Hypertonie jedoch auch mittels modernster Meßverfahren bestätigt werden [12]. Der Befund blieb auch erhalten, wenn die verminderte Ausscheidung der Prostacyclinmetaboliten auf die Kreatininexkretion berechnet wurde (Abb. 36). Besonders interessant war die Beobachtung, daß die Ausscheidung der Prostacyclinmetaboliten im Urin streng linear mit der Höhe des arteriellen Mitteldruckes der Patienten korrelierte (Abb. 37). Im Blut der Patienten mit primärer Hypertonie waren unterschiedliche Veränderungen der Prostacyclinkonzentration zu beobachten. So berichtete eine Arbeitsgruppe über deutlich erhöhte Prostacyclinkonzentrationen [254], eine andere über unveränderte Prostacyclinspiegel mit normaler Stimulierbarkeit durch Bendroflumethiazid [75, 114] und zwei weitere Arbeitsgruppen über deutlich erniedrigte Prostacyclinkonzentrationen im Blut [237, 265].

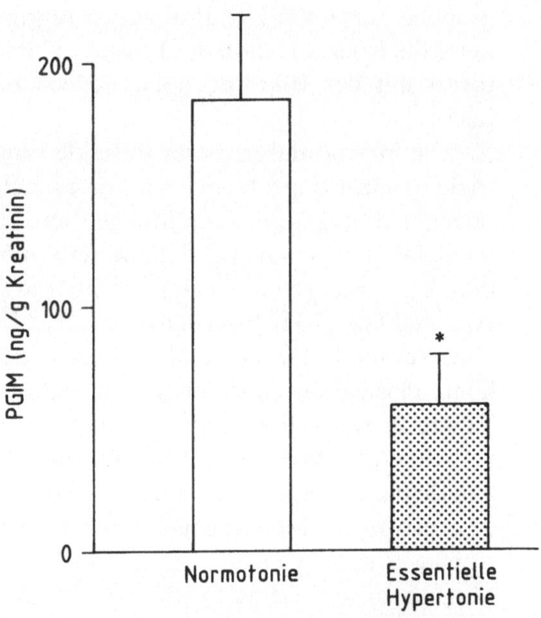

Abb. 36. Vergleich der renalen Ausscheidung von Prostacyclinmetaboliten (PGIM) im Urin von Kontrollpersonen und Patienten mit milder, essentieller Hypertonie ($\bar{x} \pm$ SEM, * p <0,05) [12]

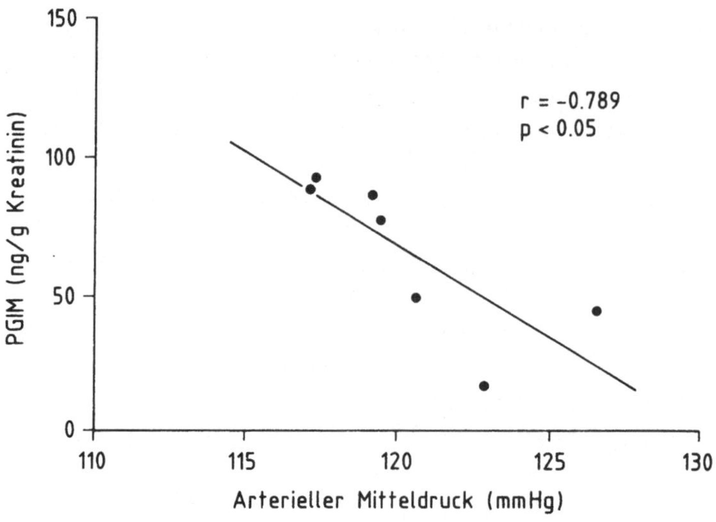

Abb. 37. Korrelation des mittleren arteriellen Blutdrucks mit der renalen Exkretion von Prostacyclinmetaboliten (PGIM) im Urin von Patienten mit essentieller Hypertonie [12]

Allen Studien lagen nach Alter und Geschlecht vergleichbare Kontrollgruppen normotensiver Probanden zugrunde. In der letzteren Studie korrelierte die Konzentration des Prostacyclinmetaboliten 6-oxo-$PGF_{1\alpha}$ signifikant invers mit der Blutdruckhöhe, jedoch nicht mit der Plasmareninaktivität [265].

Die Interpretation dieser Befunde zum Prostacyclin bei primärer Hypertonie ist nicht unproblematisch, da es nicht sicher ist, daß die zirkulierende oder renal ausgeschiedene Menge von Prostacyclin die lokale Syntheserate im Gefäß repräsentiert [33]. So könnte zum Beispiel ein gestörter Metabolismus des Prostacyclins bei Hypertonie, wie er zum Beispiel für die verminderte Aktivität der 15-Hydroxydehydrogenase beschrieben wurde [136, 201], trotz einer verminderten vaskulären Prostacyclinsynthese normale oder sogar erhöhte Plasmakonzentrationen bedingen und hierüber fälschlicherweise eine intakte Prostacyclinbildung vortäuschen. Auch ein verändertes Sekretionsverhalten des Prostacyclins bei unveränderter Syntheserate könnte normale zirkulierende Spiegel verursachen, obwohl möglicherweise im Gewebe selbst eine niedrigere biologische Aktivität vorhanden ist. Aus diesen Gründen scheint es gerade für das vaskuläre Prostaglandin, das Prostacyclin, unumgänglich zu sein, seine Synthese, seine Sekretion und seinen Metabolismus parallel zu erfassen, um so schließlich eine umfassende Aussage über die biologische Aktivität des Prostacyclins in vivo und ihre eventuellen Veränderungen bei primärer Hypertonie treffen zu können. Diese differenzierte

50

Untersuchung des Prostacyclinstoffwechsels ist zur Zeit jedoch in vivo am Patienten noch nicht möglich und wird in absehbarer Zeit auch nicht durchführbar sein. Aufgrund dieser methodischen Probleme haben in den letzten Jahren zahlreiche Untersucher versucht, die Bedeutung der Prostaglandine für die Pathogenese der Hypertonie auf indirektem Wege zu erforschen. Der häufigste diesbezügliche Versuchsansatz basierte auf einer Hemmung des Prostaglandinstoffwechsels mit Indometacin.

Indometacin bedingte in Tierversuchen an der spontan-hypertensiven Ratte einen deutlichen Blutdruckanstieg [34, 146, 214]. Auch am Patienten mit primärer Hypertonie war Indometacin mit wenigen Ausnahmen [227] in der Lage, den schon erhöhten systemischen Blutdruck noch weiter zu steigern [151, 205, 296, 300], obwohl gleichzeitig die Aktivität des Renin-Angiotensin-Aldosteron-Systems reduziert wurde [296]. Diese Befunde waren gegenüber denen von normotonen Probanden [290] nicht nennenswert different und konnten somit letztlich auch keinen weiteren Aufschluß über die Beteiligung der Prostaglandine an der Pathogenese der primären Hypertonie geben.

Einen neuen Aspekt in die Hypertonie-bezogene Prostaglandinforschung brachte der Nachweis von Prostacyclin im Hirngewebe, im Plexus chorioideus und im Liquor [1, 2, 86]. Die Prostacyclinkonzentration im Liquor ist nach diesen Untersuchungen sogar um ein Vielfaches höher als im Blut. Auch im Hirngewebe scheint Prostacyclin dem Renin-Angiotensin-System funktionell entgegenzuwirken. Denn eine Hemmung seiner Synthese mit Indometacin führte prompt zu einer verstärkten Blutdruckreaktion auf intrazerebroventrikulär injiziertes Renin [232]. Diese zentrale Wirkung von Prostacyclin könnte unter Umständen für die Regulation des systemischen Blutdrucks von großer Bedeutung sein. Denn bei einem lokalen, zerebralen Mangel an Prostacyclin wäre dessen physiologische Gegenregulation auf die zerebrale Angiotensin-II-Wirkung aufgehoben. Angiotensin II könnte unter diesen Umständen dann verstärkt blutdrucksteigernd wirken und eine zentral induzierte Hypertonie auslösen. Doch auch diese interessante Hypothese bedarf noch weiterer experimenteller Absicherungen.

Schwangerschaftshypertonie

In der Schwangerschaft kann sich erstmals eine Hypertonie manifestieren oder eine schon vorbestehende Hypertonie verschlechtern. Der Mechanismus, der einer Schwangerschaftshypertonie zugrunde liegt, ist bis heute unbekannt und mit großer Wahrscheinlichkeit multifaktoriell. Normalerweise ist in der Schwangerschaft die Ansprechbarkeit der Gefäße auf Angiotensin II herabgesetzt, eventuell als Folge der gesteigerten vaskulären Prostacyclinsynthese [67, 228]. Eine erhöhte Ansprechbarkeit der Gefäße auf Angiotensin II hat sich als ein prädikativer Faktor zur frühzeitigen Erfassung einer Schwangerschaftshypertonie erwiesen, da sie in der Regel noch vor der Ma-

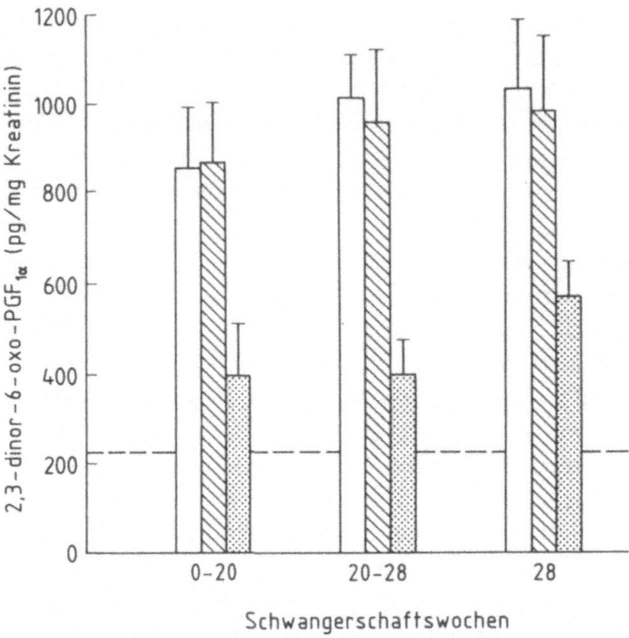

Abb. 38. Renale Ausscheidung von 2,3-dinor-6-oxo-$PGF_{1\alpha}$ während der Schwangerschaft bei normotonen Frauen (helle Säulen; n=22), Patientinnen mit Belastungshypertonie (schraffierte Säulen; n=22) und Frauen mit schwangerschafts-induzierter Hypertonie (dunkle Säulen; n=12). Die gestrichelte Querlinie stellt die 95%-Konfidenzgrenze für normale, altersgepaarte, nichtschwangere Versuchspersonen dar. ($\bar{x} \pm$ SEM) [67]

nifestation der Hypertonie nachzuweisen ist [81]. Klinisch ist dieser Test wegen einer eventuellen Gefährdung des Feten jedoch nicht anwendbar. Die erhöhte Ansprechbarkeit der Gefäße auf Angiotensin II kann durchaus in einer verminderten Prostacyclingegenregulation begründet sein. Denn bei schwangeren Frauen, die im Verlaufe der Schwangerschaft eine Hypertonie entwickeln, steigt die renale Ausscheidung der Prostacyclinmetabolite deutlich geringer an als bei den gesunden Schwangeren (Abb. 38) [67]. Die Veränderungen im Prostacyclinhaushalt sind parallel zur erhöhten Ansprechbarkeit der Gefäße auf Angiotensin II bereits vor Auftreten der Hypertonie nachweisbar. Verlaufsbeobachtungen des Prostacyclinmetabolismus können daher klinisch durchaus von Nutzen sein und einen frühen Hinweis auf eine sich entwickelnde Hypertonie geben. Eine pharmakologische Stimulation des Prostacyclinstoffwechsels, zum Beispiel durch die Hemmung der Thromboxan-Synthetase mit niedrigdosierter Azetylsalizylsäure (80 mg), verstärkt die gegenregulatorische Potenz des Prostacyclins gegenüber Angiotensin II und vermindert die Gefäßansprechbarkeit auf dieses Peptid deutlich [228]. Über

52

die Hemmung des TXA_2 und die Verstärkung des Prostacyclins könnte der günstige Effekt der Azetylsalizylsäure auf die Schwangerschaftshypertonie [277, 278] erklärt werden. Die Frage, ob dieser therapeutische Effekt auch Prostacyclin und anderen prostacyclin-stimulierenden Substanzen zugesprochen werden kann, bleibt zum gegenwärtigen Zeitpunkt offen, da weiterführende Untersuchungen noch fehlen.

Wechselbeziehung zwischen Hypertonie und Atherosklerose

Die allgemeine Atherosklerose ist die häufigste vaskuläre Komplikation einer arteriellen Hypertonie, und umgekehrt kann auch eine primär vorhandene Atherosklerose durch die Entstehung einer Hypertonie kompliziert werden. In dieser Wechselbeziehung könnte Prostacyclin durchaus von Bedeutung sein. Denn es kann von atherosklerotisch veränderten Gefäßen nicht mehr in normaler Konzentration synthetisiert werden [47, 95, 138, 139]. In einer Untersuchung war die Bildung von Prostacyclin in den Gefäßen um mehr als 50% reduziert [47]. Die Thromboxansynthese der Thrombozyten und anderer Gewebe bleibt jedoch unbeeinflußt [95]. Auf diese Weise kommt es bei einer Atherosklerose an den Gefäßen zu einem Ungleichgewicht zwischen normalem thrombozytären TXA_2 und reduziertem vaskulären Prostacyclin. Die Folge dieser Veränderung ist unter anderem eine vermehrte Einlagerung von Cholesterolester in die Gefäßwand und eine verstärkte Adhäsion von Thrombozyten an das geschädigte Endothel. Hierdurch können die Thrombozyten lokal vermehrt mitogene Faktoren freisetzen, die die Proliferation der glatten Gefäßmuskulatur stimulieren und so die Entwicklung der atherosklerotischen Plaques wiederum verstärken können [133]. Bezüglich der Hypertonie kann postuliert werden, daß durch das Ungleichgewicht zwischen vaskulärem Prostacyclin und thrombozytären TXA_2 auch der Gefäßtonus der betroffenen Gefäße im Sinne einer Tonussteigerung verändert wird. Über diesen Mechanismus könnte eine Atherosklerose Hypertonie-auslösend wirken oder aber eine schon vorbestehende Hypertonie verstärken und weiter unterhalten. Aus diesen Hypothesen ergeben sich möglicherweise wichtige klinische Konsequenzen im Sinne einer Substitutionstherapie mit Prostacyclin bei Hypertonie und Atherosklerose. In pharmakologischen Studien konnte der positive Effekt des Prostacyclins auf die Atherosklerose (in vitro) sowie den Blutdruck (in vivo) schon aufgezeigt werden [199, 231], doch leider fehlen zu dieser Fragestellung noch suffiziente klinische Langzeitstudien.

4.3 Einfluß von Antihypertensiva

Da Prostacyclin unter den Prostaglandinen die größte vasodilatierende Potenz
hat und zudem das Hauptprostaglandin der Gefäße darstellt, fehlte es in der
Vergangenheit in der Hochdrucktherapie nicht an Überlegungen, über eine
Stimulation des Prostacyclins eine Blutdrucksenkung herbeizuführen oder
zumindest andere blutdrucksenkende Mechanismen zu verstärken. Beson-
dere Berücksichtigung fanden bei diesen Überlegungen Antihypertensiva wie
Diuretika, Diäten mit ungesättigten Fettsäuren und Angiotensin-I-Konver-
sionsenzymhemmer.

Diäten

Bezüglich der Diäten mit mehrfach ungesättigten pflanzlichen Fettsäuren
beziehungsweise mit Omega-3-Fettsäuren (Eicosapentaensäure) ist nachgewiesen worden, daß sie die Synthese von PGI_2 (Prostacyclin) respektive PGI_3
stimulieren und blutdrucksenkend wirken (s. Kap. 2.3). Entsprechend konnte
auch bei Patienten mit primärer Hypertonie eine deutliche Blutdrucksenkung
(mehr als 10% des Ausgangswertes) unter einer Diät mit mehrfach ungesättigten pflanzlichen Fettsäuren [41, 216] oder Omega-3-Fettsäuren (Eicosa-
pentaensäuren) [190, 243] beobachtet werden. Auch die Ansprechbarkeit der
Gefäße auf pressorische Hormone wird durch die Diäten mit ungesättigten
Fettsäuren reduziert [152, 233]. Neben diesen günstigen Effekten auf den
Blutdruck und seine Regulation konnte als weiterer Vorteil dieser Diäten ein
Rückgang des Serumcholesterins festgestellt werden. Die HDL-Fraktion des
Cholesterins nahm leicht ab oder blieb unverändert, während die LDL-Frak-
tion drastisch abfiel [57].

Diuretika

Die Bedeutung der Prostaglandine für die blutdrucksenkende und diuretische
Wirkung der Diuretika wurde in den meisten Untersuchungen indirekt durch
Hemmung der Prostaglandinsynthese mit Indometacin untersucht. In diesen
Untersuchungen fand sich eine Wirkungsabschwächung nach Indometacin
für Furosemid, Triamteren, Acetazolamid und in geringem Umfange auch
für Hydrochlorothiazid [65, 151, 205, 279]. Es bleibt in diesen Untersuchungen aber offen, ob Indometacin die Wirkung der Diuretika nur über die
Hemmung der Prostaglandinsynthese reduziert oder ob es selbst eine Na-
triumretention induzieren kann. Diese könnte dann, unabhängig vom Pro-
staglandinsystem, die Ursache für die Abschwächung der Diuretikawirkung
im Sinne eines physiologischen Antagonismus sein. Kein Einfluß der Prosta-
glandinhemmung auf die diuretische Wirkung wurde in den gleichen Untersuchungen für Amilorid und Spironolacton beobachtet. Bei direkten Mes-

sungen der Prostaglandine im Blut und Urin nach Diuretikagabe wurde für
Triamteren, Furosemid, Hydrochlorothiazid und Indapamid eine Stimulation
der PGE$_2$-Synthese beobachtet, während für Amilorid keine PGE$_2$-Stimulation nachweisbar war [66, 142, 229, 251].

Bezüglich des Prostacyclins liegen nur spärliche Daten vor. So konnte
nach Bendroflumethiazid-Therapie sowohl im Plasma (Abb. 39) als auch im
Urin eine erhöhte Aktivität an Prostacyclin nachgewiesen werden [284]. Furosemid stimulierte in vitro die Prostacyclinsynthese in aortalem Gewebe [53,
252] und in Mikrosomen der Samenbläschen von Schafen [83]. Für Muzolimin, Piretanid und Bemetizid konnte in vitro keine signifikante Stimulation
der aortalen Prostacyclinsynthese aufgezeigt werden [53]. Es bleibt bei genauer Betrachtung jedoch sehr zweifelhaft, ob die dioretika-induzierte Stimulation der Prostaglandine von physiologischer Bedeutung ist, da sie regelmäßig mit einer wesentlich ausgeprägteren Stimulation der vasokonstriktorischen Hormonsysteme, besonders dem Renin-Angiotensin-System und den
Mineralokortikoiden, verbunden ist.

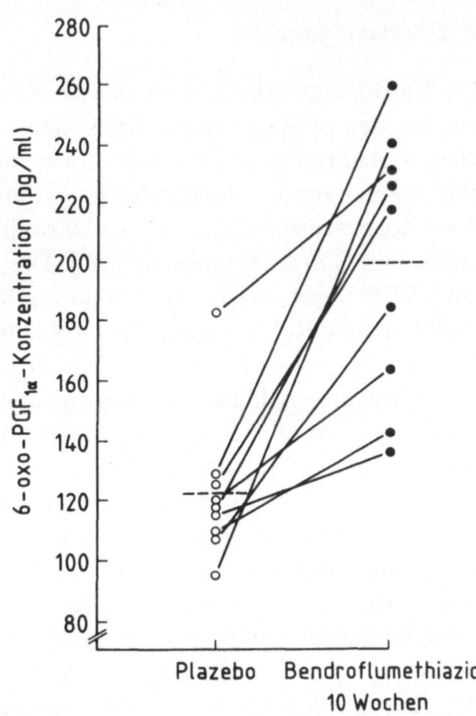

Abb. 39. Plasmaspiegel von 6-oxo-PGF$_{1\alpha}$ nach Plazebo und 10wöchiger Behandlung
mit 10 mg Bendroflumethiazid pro Tag bei 9 hypertensiven Patienten. Die gestrichelten
Querlinien repräsentieren die Mittelwerte [284]

Betablocker

Die Wirkung von Betarezeptorantagonisten auf die Prostacyclinsynthese der Gefäße ist nur wenig untersucht. Über eine direkte Stimulation des Prostacyclins durch Blockade der Betarezeptoren mit Propranolol wurde bisher nur in zwei Studien berichtet [12, 73]. In einer weiteren Studie konnte nach Vorbehandlung mit Mepindolol [131] beobachtet werden, daß die Prostacyclinsynthese durch Arachidonsäure nach Blockade der Betarezeptoren deutlicher zu stimulieren war als bei ungehemmten, intakten Betarezeptoren. In weiteren Studien mit Hemmung der Prostaglandinsynthese durch Indometacin war eine wesentliche Abschwächung der blutdrucksenkenden Wirkung von Propranolol festzustellen [12, 55, 151, 279]. Diese Befunde können aber nur als indirekte Hinweise auf eine globale Beteiligung der Prostaglandine an der Blutdrucksenkung durch die Betablocker angesehen werden, zumal nicht ausgeschlossen werden kann, daß Indometacin diese Wirkungsabschwächung der Betarezeptorenblocker nur über seine eigene blutdrucksteigernde Eigenschaft [205] erzielt und nicht über einen direkten Eingriff in den Wirkmechanismus dieser Pharmaka.

Kalziumantagonisten

Die Kalziumantagonisten entwickeln in vitro und in vivo mehrere Eigenschaften, die den physiologischen Wirkungen des Prostacyclins sehr ähnlich sind. Hierzu gehören eine antiaggregatorische Wirkung auf die Thrombozyten, eine Hemmung der thrombozytären Thromboxansynthese, eine Hemmung der Cholesterinspeicherung im Makrophagen sowie eine potente Vasodilatation und Blutdrucksenkung [140]. Die vorliegenden Berichte zeigen, daß diese Wirkungen, wenn auch mit unterschiedlichen Nuancierungen, gleichermaßen für alle Kalziumantagonisten gelten, für die Kalziumantagonisten vom Nifedipin-Typ aber besonders einheitlich und klar nachzuweisen sind. Entsprechend diesen Untersuchungsergebnissen ließ sich für die Kalziumantagonisten auch eine Stimulation der vaskulären Prostacyclinsynthese nachweisen. Die Prostacyclinstimulation wurde in vitro [124, 166] und in vivo [91] beobachtet. In einem Modell an Plättchen und Arterien war die vaskuläre Prostacyclinstimulation durch die Kalziumantagonisten sogar mit einer Hemmung der thrombozytären Thromboxanbildung verbunden [118, 249]. Im Gegensatz zum Prostacyclin entfalten die Kalziumantagonisten ihre Prostacyclin-ähnlichen Wirkungen jedoch ohne eine Stimulation des intrazellulären cAMPs [140]. Dieser Befund spricht für eine direkte Prostacyclin-ähnliche Wirkung der Kalziumantagonisten selbst und wirft berechtigtermaßen die Frage auf, ob die beobachtete Stimulation der vaskulären Prostacyclinsynthese durch die Kalziumantagonisten noch von zusätzlicher klinischer Relevanz sein kann.

Angiotensin-I-Konversionsenzym-Inhibitoren

Das Angiotensin-I-Konversionsenzym (ACE) bildet aus Angiotensin I das biologisch wirksame Angiotensin II. Gleichzeitig inaktiviert es die Kinine durch Abspaltung eines Dipeptids. Eine Hemmung dieses Enzyms führt folglich zu einem Rückgang der Angiotensin-II-Konzentration und einer Kumulation der Kinine. Über beide Mechanismen können die Inhibitoren des Angiotensin-I-Konversionsenzyms blutdrucksenkend wirken. Die blutdrucksenkende Wirkung der Kinine wird möglicherweise noch durch eine Stimulation der Prostaglandinsynthese verstärkt, da Bradykinin die Phospholipase A_2 stimulieren kann (Abb. 40). Entsprechend diesem Wirkmechanismus des Bradykinins kann nach Gabe von ACE-Inhibitoren eine deutlich gesteigerte zelluläre Freisetzung von Arachidonsäure beobachtet werden (Tabelle 4) [303]. Im interstitiellen und tubulären Nierengewebe kommt es daher zu einer gesteigerten PGE_2-Synthese [3, 177, 255, 274, 304], während an den Gefäßen der systemischen Zirkulation und der Niere (Glomeruli) eine Stimulation des vaskulären Prostacyclins zu verzeichnen ist [80, 198, 224, 225, 304]. Diese Befunde gelten für alle ACE-Inhibitoren, wie Teprotide, Captopril und Ena-

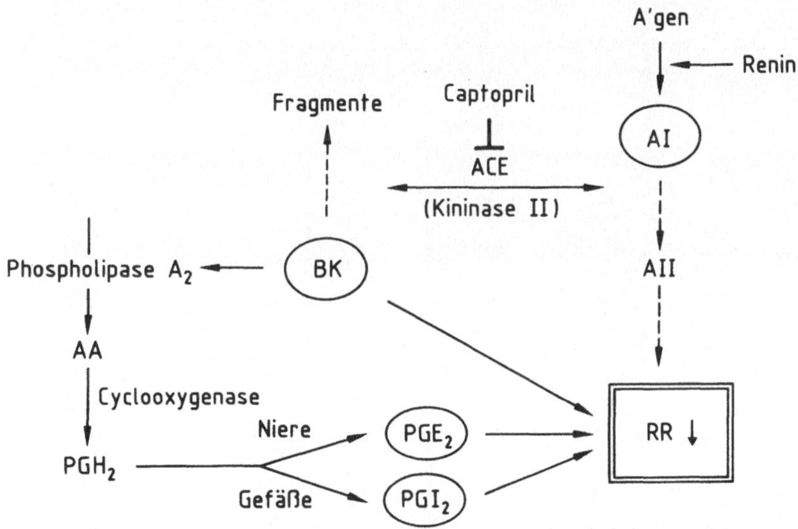

Abb. 40. Wechselbeziehung zwischen Renin-Angiotensin-System, Bradykinin und Prostaglandinen. Der ACE-Inhibitor Captopril hemmt das Renin-Angiotensin-System und stoppt den Umbau von Angiotensin I (AI). Desweiteren verhindert Captopril den Abbau der Kinine und führt so zu einer Kumulation des Bradykinins (BK). Das verstärkt wirkende Bradykinin stimuliert seinerseits nun die Synthese der Prostaglandine PGE_2 und PGI_2. Alle 3 Effekte (Hemmung des Renin-Angiotensin-Systems, Potenzierung der Kinine und Stimulation der Prostaglandine) wirken gleichsinnig und bedingen einen Abfall des systemischen Blutdrucks (RR)

Tabelle 4. Einfluß von Captopril auf die basale und die Bradykinin-stimulierte Freisetzung von Arachidonsäure und die Synthese von PGE_2 in Zellkulturen vom Interstitium des Nierenmarks. Die Werte repräsentieren Mittelwerte mit mittlerer Abweichung des Mittelwertes (SEM). **: $p < 0,01$ [190]

Protokoll	n	Arachidonsäure-Bildung (fmol/μg Protein/h)	PGE_2-Synthese (ng/μg Protein/h)
Kontrolle	8	42 ± 4	$0,3 \pm 0,1$
Captopril (7,5 μM)	8	3425 ± 269**	$2,4 \pm 0,4$**
Bradykinin (20 nM)	8	3428 ± 427**	$3,0 \pm 0,6$**
Captopril + Bradykinin	8	21629 ± 668**	$8,1 \pm 0,8$**

lapril. Nur in wenigen Untersuchungen konnte keine eindeutige Stimulation beider Eicosanoide gefunden werden [224]. Erniedrigte PGE_2-Werte lassen aber nicht unbedingt auf eine mangelnde Stimulation des PGE_2 schließen, da die niedrigeren Werte auch auf einem veränderten Stoffwechsel des PGE_2 beruhen können. Bradykinin aktiviert nämlich auch die 9-keto-Reduktase und fördert so den Umbau von PGE_2 und $PGF_{2\alpha}$, wie es in einer der Untersuchungen an spontan-hypertensiven Ratten deutlich wurde (Abb. 41) [224].

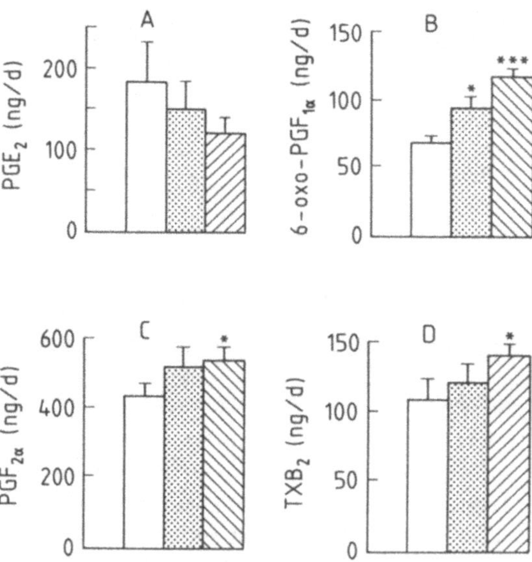

Abb. 41. Ausscheidung von PGE_2 (A), 6-oxo-$PGF_{1\alpha}$ (B), $PGF_{2\alpha}$ (C) und TXB_2 (D) im 24-h-Urin von spontan-hypertensiven Ratten am 5. – 6. Tag der Captoprilbehandlung. (Helle Säulen: Kontrollgruppe; dunkle Säulen: Captopril 20 mg/kg; schraffierte Säulen: Captopril 100 mg/kg) [224]

Die Bedeutung der Prostaglandine und hierunter besonders des vaskulären Prostacyclins für die blutdrucksenkende Wirkung der ACE-Inhibitoren kommt besonders zur Darstellung, wenn diese Pharmaka gleichzeitig mit Indometacin verabreicht werden. Nach Hemmung der Prostaglandinsynthese wird in der Regel die Blutdrucksenkung durch die ACE-Inhibitoren abgeschwächt (Abb. 42). Dieser Befund gilt bei normotensiven und hypertensiven Personen [3, 88, 192, 241, 297] und ist bei Patienten mit „Low-renin"-Hypertonie wesentlich stärker ausgeprägt als bei Patienten mit normaler oder erhöhter Reninaktivität [88]. Aus diesen Befunden läßt sich ableiten, daß sich bei letzteren Patienten die hemmende Wirkung der ACE-Inhibitoren auf das Renin-Angiotensin-System eindeutig stärker auswirkt als die stimulierende Wirkung der ACE-Inhibitoren auf das „Kallikrein-Kinin-Prostaglandin-System". Bei den Patienten mit niedriger basaler Reninaktivität hingegen sind die Verhältnisse gerade umgekehrt, und es könnte in diesem Kollektiv der stimulierende Effekt der ACE-Inhibitoren auf die Kinine und die Prostaglandine, besonders das vaskulär gebildete Prostacyclin, für die blutdrucksenkende Potenz dieser Substanzgruppe mitverantwortlich sein.

Doch leider müssen wegen der eigenen blutdrucksteigernden Wirkung des Indometacins die Ergebnisse aller dieser Studien mit größter Vorsicht bewertet werden. Erschwerend kommt noch hinzu, daß bis heute eine über

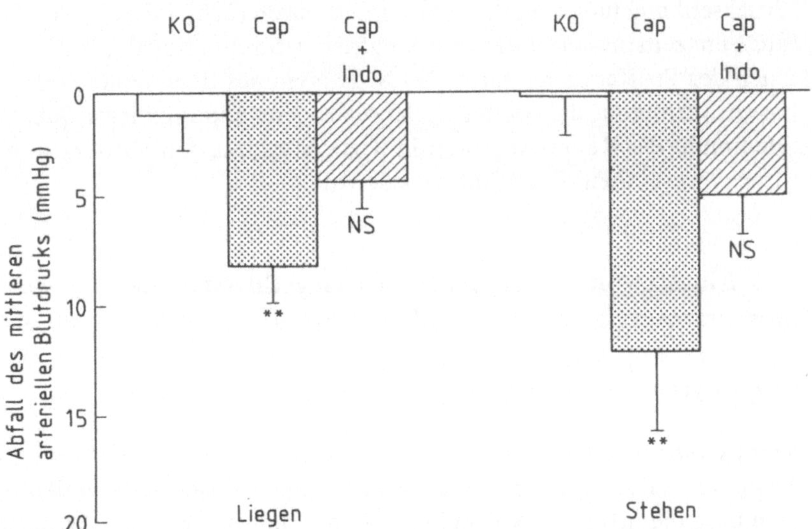

Abb. 42. Vergleich der Reaktionen des arteriellen Blutdrucks auf Captopril (Cap, 25 mg oral) im Liegen (links) und Stehen (rechts) bei 9 gesunden Probanden. Eine Vorbehandlung mit Indometacin (Indo) reduziert die Blutdrucksenkung durch Captopril deutlich, so daß sie sich nun nicht mehr signifikant (NS) von der der Plazebo-Kontrollgruppe (KO) unterscheidet. ($\bar{x} \pm$ SEM; **p <0,01 vs. Kontrollgruppe) [241]

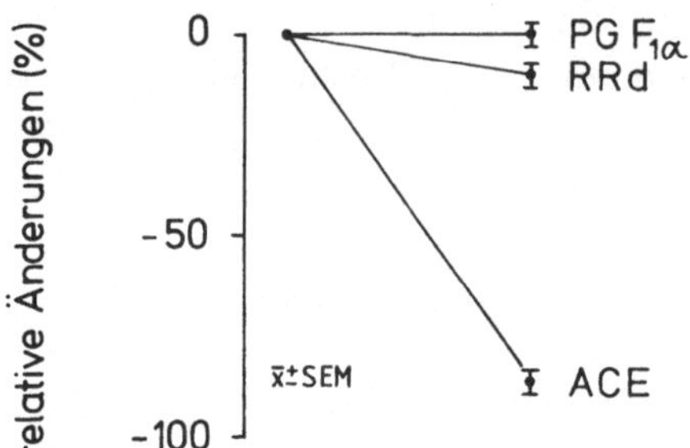

Abb. 43. Einfluß einer 12wöchigen Therapie mit Quinapril auf die Aktivität des Angiotensin-Conversionsenzyms (ACE), den diastolischen Blutdruck (RRd) und die Konzentration des Prostacyclinmetaboliten 6-oxo-PGF$_{1\alpha}$ (PGF$_{1\alpha}$) im Urin von Patienten mit essentieller Hypertonie [226]

einen längeren Zeitraum persistierende Kininstimulation durch die ACE-Hemmer noch nicht nachgewiesen werden konnte. War die Blutdrucksenkung durch Captopril akut noch durch eine Vorbehandlung der Patienten mit Aprotinin, einem potenten Hemmstoff der Kallikreine, zu vermindern, so blieb Aprotinin nach 4wöchiger Captoprilbehandlung hingegen völlig ohne Effekt auf den Blutdruck der behandelten Patienten [200]. Auch die in Akutversuchen oft beschriebene Stimulation des Prostacyclins war nach einer längerdauernden Behandlung (Quinapril, 12 Wochen) nicht mehr nachzuweisen (Abb. 43), obwohl die Hemmung der ACE-Aktivität und die Blutdrucksenkung unvermindert vorhanden waren [226]. Diese ersten Ergebnisse aus Langzeitstudien stellen eine langfristige Stimulation der Kinine und damit auch des Prostacyclins durch die ACE-Hemmer doch deutlich in Frage und lassen vermuten, daß in der chronischen Anwendung dieser Substanzen die Hemmung des Renin-Angiotensin-Systems ganz in den Vordergrund der Blutdruckwirksamkeit dieser Substanzen tritt.

4.4 Einsatz von Prostacyclin, Prostacyclin-Analoga und prostacyclin-stimulierenden Substanzen bei Hypertonie

Prostacyclin und Prostacyclin-Analoga

Der therapeutische Einsatz von Prostacyclin beziehungsweise seiner Analoga begann schon rasch nach seiner Entdeckung. Als wichtigste Indikation stellte sich bald die arterielle Verschlußkrankheit heraus, bei der Prostacyclin und seine Derivate oft zu einer raschen klinischen Besserung des Krankheitsbildes führten [45, 244, 256]. Andere klinische Indikationen wurden in vasospastischen Veränderungen wie beim Raynaud-Syndrom oder bei peripheren Vaskulopathien im Rahmen einer systemischen Kollagenose gesehen [215]. Bei diesen therapeutischen Anwendungen kam es im Verlauf der Behandlung auch öfters zu einer Reduktion des Blutdrucks, was dazu führte, daß Prostacyclin auch bei arterieller Hypertonie eingesetzt wurde. Am Modell der experimentellen Hypertonie der Ratte bewirkte infundiertes Prostacyclin eine langfristige Blutdrucksenkung ohne Zeichen einer Tachyphylaxie (Abb. 44) [231]. Seiner längerfristigen therapeutischen Anwendung bei einer arteriellen Hypertonie standen aber die ausschließlich parenterale Applikationsform des Prostacyclins und seiner Analoga als auch die bei höheren Dosen (8 ng/kg/min und mehr) regelmäßig auftretenden unerwünschten Wirkungen im Wege [179]. Diese Probleme konnten bis heute für das Prostacyclin und alle seine Derivate nicht zufriedenstellend gelöst werden, so daß diese Substanzgruppe für die klinische Routinebehandlung der Hypertonie zur Zeit noch ausscheidet.

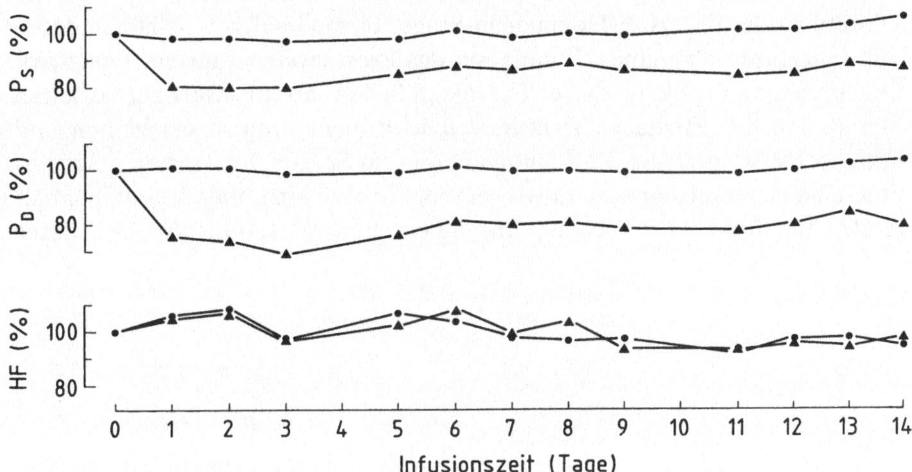

Abb. 44. Persistierende Senkung des systolischen (P_s) und diastolischen (P_D Blutdrucks bei spontan-hypertensiven Ratten (n=5) während einer 14tägigen Infusion des Prostacyclin-Analogons Iloprost in einer Dosis von 10 μg/min. Die Herzfrequenz (HF) zeigte keine wesentlichen Änderungen. (●——●: Lösungsmittelgruppe; ▲——▲: Iloprost-Gruppe; Mittelwerte) [231]

Prostacyclin-stimulierende Substanzen

Prostacyclin senkt bei Patienten mit Hypertonie nicht nur den Blutdruck, sondern besitzt aufgrund seines breiten Wirkprofils noch weitere günstige Eigenschaften, die das kardiovaskuläre Risiko dieser Patienten über den Effekt der Blutdrucksenkung hinaus noch weiter zu reduzieren vermögen. Hierzu gehören die Reduktion der Ansprechbarkeit der Gefäße auf vasopressorische Substanzen, die zytoprotektive Wirkung am Herzen, die Reduktion der Thrombozytenaggregation und -adhäsion sowie die Eigenschaft, dem Fortschreiten einer Atherosklerose durch Veränderungen im Cholesterinstoffwechsel der Gefäßmuskulatur entgegenzuwirken (s. Kap. 3). Da nun Prostacyclin selbst nicht in die antihypertensive Therapie Eingang fand, konzentrierte sich das Interesse der Forschung auf Substanzen, die speziell eine Stimulation des vaskulären Prostacyclins induzierten.

Nach den älteren Befunden kamen für diese Untersuchungen primär die Diuretika oder die ACE-Hemmer in Frage, da sie häufiger als alle anderen Substanzgruppen zu einer Stimulation des Prostacyclins führten. Die zuvor beschriebenen Probleme dieser Pharmaka ließen ihren Einsatz zur gezielten Stimulation der Prostacyclinsynthese jedoch nicht optimal erscheinen und initiierten eine intensive Forschung auf diesem Sektor. Inzwischen gelang es nun, eine neue Substanz zu entwickeln, die in vivo eine über Stunden anhaltende Stimulation der Prostacyclinsynthese bewirkt (Abb. 46). Bei dieser

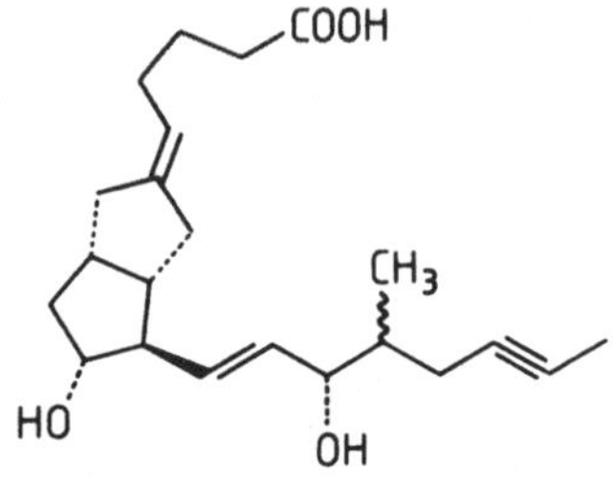

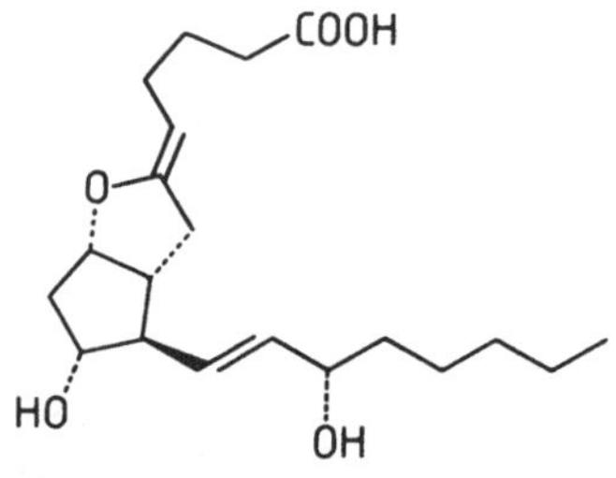

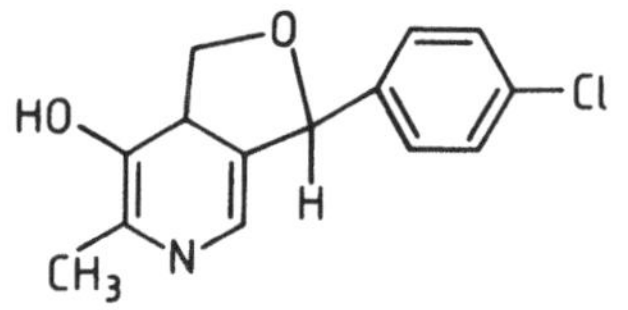

Abb. 45 a–c. Strukturformel von therapeutisch einsetzbaren Prostacyclinderivaten wie Epoprostenol (PGI$_2$) und Iloprost und von der Prostacyclin-stimulierenden Substanz Cicletanin

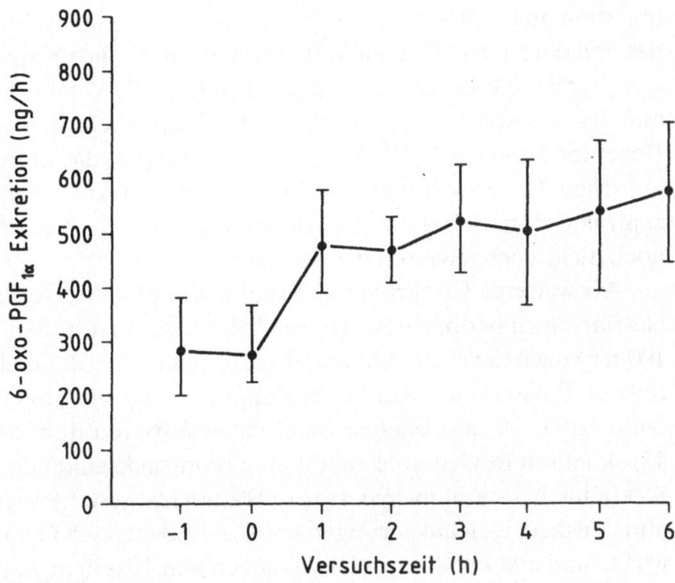

Abb. 46. Anhaltende Steigerung der renalen Prostacyclinausscheidung von gesunden Probanden durch 150 mg Cicletanin peroral. ($\bar{x} \pm$ SD) [98]

Substanz handelt es sich um ein Furopyridinderivat, dem Cicletanin (Abb. 45). Cicletanin stimuliert die vaskuläre Prostacyclinsynthese in vitro und in vivo [50, 98] und kann so eine ausgeprägte Vasodilatation bedingen [24]. Der Hauptwirkmechanismus ist in einer gesteigerten Aktivität der Arachidonsäure-Kaskade mit vermehrter Freisetzung der Cyclooxygenaseprodukte zu sehen [37, 50, 82, 98, 123, 128]. Es konnte inzwischen aber auch gezeigt werden, daß Cicletanin nicht nur durch eine vermehrte Bereitstellung von PGH₂ die Prostacyclinsynthese stimuliert, sondern mit großer Wahrscheinlichkeit auch spezifisch in die Prostacyclinsynthese eingreift. Denn es konnte in pharmakologischen Untersuchungen auch eine Hemmung der Prostacyclinsynthetase durch spezifische Inhibitoren wie Tranylcypromin wieder aufheben und selbst zu einer Hemmung der Thromboxansynthetase beitragen [21, 23]. Entsprechend dieser in pharmakologischen Studien dokumentierten Prostacyclinstimulation konnten durch Cicletanin auch andere Prostacyclineffekte induziert werden, nämlich eine verminderte Ansprechbarkeit der Gefäße auf vasopressorische Substanzen und eine myokardiale Zytoprotektion bei akuter Ischämie [51, 123, 128, 143].

Cicletanin bewirkt in höheren Dosierungen über 100 mg zusätzlich noch eine Senkung des freien intrazytosolischen Kalziums der Gefäßmuskelzellen. Der Mechanismus, der diesem Effekt des Cicletanins zugrundeliegt, ist z. Zt. noch nicht geklärt, könnte aber durchaus auch als Folge der Prostacyclinstimulation angesehen werden [30, 82, 89], da Prostacyclin über die Erhöhung des zellulären cAMP-Gehaltes freies zytosolisches Kalzium in die Kalziumspeicher der Zelle verschieben kann [140, 302]. Verstärkt wird dieser Einfluß auf das zytosolische Kalzium der Gefäßmuskelzellen noch durch die H_1-Rezeptor-hemmende Wirkung des Cicletanins, die in mehreren pharmakologischen Untersuchungen aufgezeigt werden konnte [149, 156, 230]. Ein zentraler Hemmeffekt von Cicletanin auf die H_1-Rezeptoren konnte bisher noch nicht nachgewiesen werden [209].

Als weiterer Effekt von Cicletanin war eine Steigerung der Diurese und Natriurese zu beobachten. Dieser Effekt war erst in den höheren Dosen (ab 100 mg) nachzuweisen und in der Regel von einer deutlichen Stimulation der renalen Prostacyclinsynthese begleitet [98, 99]. Niedrigere Dosen von Cicletanin (z. B. 50 mg) blieben ohne nachweisbaren diuretischen Effekt (Abb. 47), konnten in vivo aber schon eine blutdrucksenkende Wirkung entfalten. So konnte bei spontan-hypertonen Ratten festgestellt werden, daß Cicletanin initial in niedrigen Dosierungen von 0,1–3,0 mg/kg KG nur blutdrucksenkend wirkte und erst in höheren Dosierungen von 10–30 mg/kg KG eine zusätzlich diuretische Wirkung entwickelte (Abb. 48) [30].

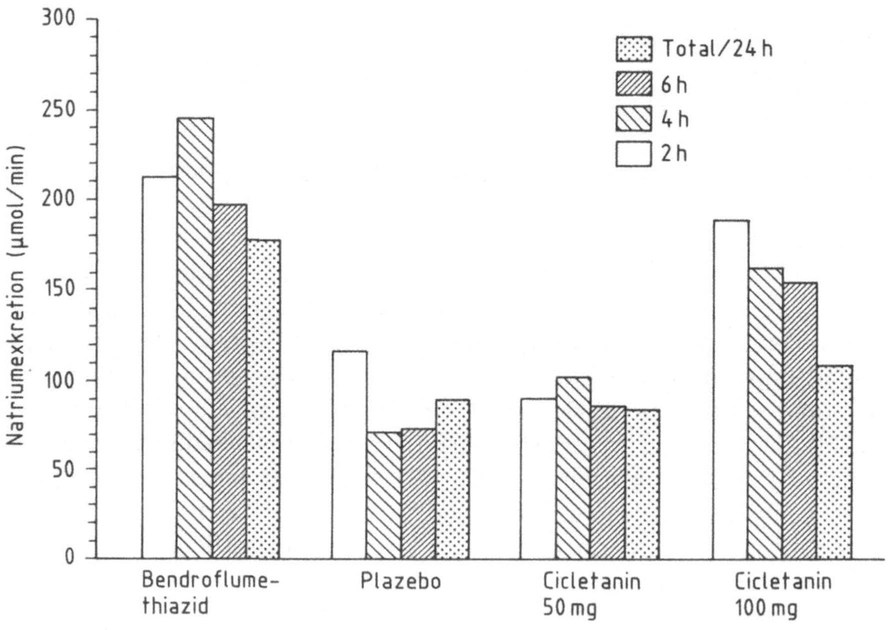

Abb. 47. Mittlere Natriumausscheidung im Urin von Patienten mit milder Hypertonie nach einer Einzelgabe von 50 beziehungsweise 100 mg Cicletanin, 5 mg Bendroflumethiazid oder Plazebo [99]

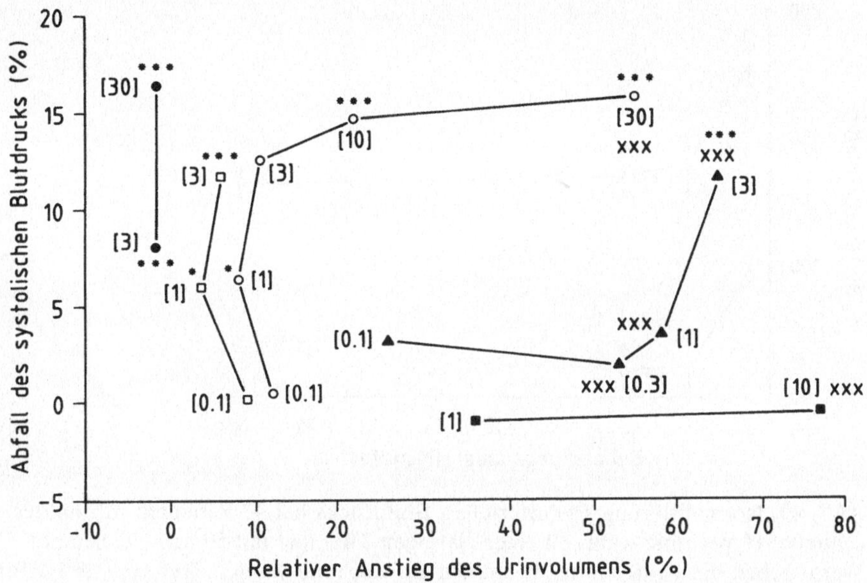

Abb. 48. Gegenüberstellung des antihypertensiven und des diuretischen Effektes von Cicletanin (○) nach 2wöchiger Behandlung von spontan-hypertensiven Ratten des Stroke-prone-Stammes. Zum Vergleich werden die Kurven für Captopril (□), Hydrochlorothiazid (■), Indapamid (▲) und Prazosin (●) wiedergegeben. Die Zahlen in den Klammern repräsentieren die Dosis (mg/kg). Signifikanz: *,x p<0,05; **,xx p<0,01; ***,xxx p<0,001 * für Blutdruckabfall, x für Urinvolumenanstieg [30]

Alle beschriebenen Effekte wie Vasodilatation, Senkung des zytosolischen Kalziums und Stimulation der Diurese und Natriurese könnten letztlich in einem einzigen Wirkmechanismus, nämlich der Prostacyclinsynthesestimulation, begründet sein, was aber in den künftigen pharmakologischen Untersuchungen noch im Zusammenhang darzustellen wäre. In diesem Sinne interpretiert, wirken alle diese Effekte gemeinsam auf eine potente Blutdrucksenkung hin, wie sie auch bei spontan-hypertensiven Ratten oder Patienten mit essentieller Hypertonie wiederholt beschrieben wurde [17, 20, 24, 25]. Die Blutdrucksenkung unter Cicletanin in der niedrigen Dosierung von 50 mg/d setzte langsam ein und erreichte erst nach ca. 3 Monaten ihr Maximum, welches dann bis über 2 Jahre konstant erhalten blieb (Abb. 49) [99].

Dieser gute Langzeiterfolg ist unter anderem auch auf die gute Verträglichkeit von Cicletanin zurückzuführen. Therapieabbrüche wegen unerwünschter Wirkungen oder subjektiver Mißempfindungen waren in diesen Studien nicht erforderlich geworden [25]. Inzwischen konnte aber auch in der ersten Placebo-kontrollierten Doppelblind-Studie der blutdrucksenkende Effekt von Cicletanin bestätigt werden [130]. Eine Stimulation des Renin-An-

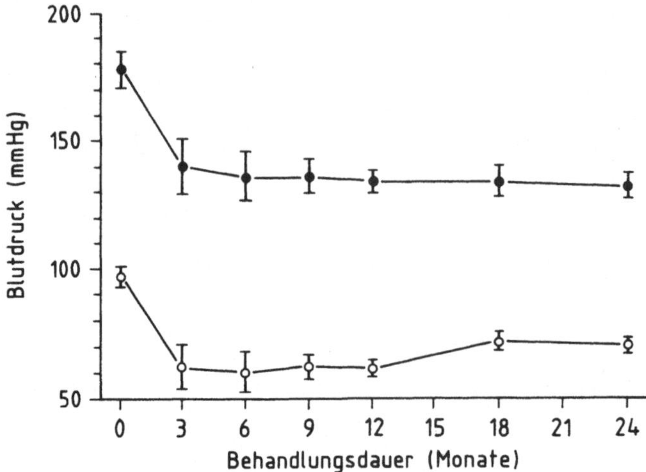

Abb. 49. Normalisierung des arteriellen Blutdrucks bei 40 Patienten mit milder essentieller Hypertonie während einer 2jährigen Therapie mit 50 mg/d Cicletanin. Die Werte geben die Mittelwerte ± Standardabweichung wieder. Der systolische Blutdruck ist durch geschlossene Symbole vertreten, der diastolische Druck durch die offenen Symbole [99]

giotensin-Aldosteron-Systems war bei den behandelten Patienten in der Regel nicht festzustellen, so daß ein rein diuretischer Effekt des Cicletanins als Ursache für die Blutdrucksenkung eher unwahrscheinlich erscheint. Vielmehr weisen die Ergebnisse der pharmakologischen Akutversuche auf die Prostacyclin-Synthese-Stimulation als einen zentralen Faktor für die klinischen Effekte der Substanz hin. Daten zum Prostacyclinstoffwechsel unter chronischer Behandlung mit Cicletanin fehlen aber zum jetzigen Zeitpunkt noch ganz, so daß in Zukunft ergänzende klinische Studien notwendig sind, um das gesamte pharmakologische Wirkpotential des Cicletanins in der Hypertonie-Behandlung aufzudecken und zu etablieren.

Zur Klärung der Frage, ob Cicletanin letztlich auch im klinischen Einsatz über Prostacyclin eine antiatherogene, antithrombogene und kardiozytoprotektive Wirkung entfalten kann, müssen sicherlich noch die Ergebnisse mehrjähriger prospektiver Untersuchungen abgewartet werden.

Die Prostacyclinsynthese-Stimulation stellt zusammenfassend ein interessantes Therapieprinzip in der Hypertoniebehandlung dar, das auf den Ausgleich des endogenen Prostacyclinmangels bei Hypertonie abzielt. Durch die vielseitigen zellulären Wirkungen des Prostacyclins ergibt sich mit diesem Therapieprinzip evtl. auch die Chance, die Folgeschäden der Hypertonie wie die Atherosklerose mit der koronaren Herzkrankheit, der Zerebralsklerose und der Nephropathie gleichzeitig mitzubehandeln. Die Prostacyclinsynthese-Stimulation sollte somit Ziel weiterer, intensiver Forschungsarbeit auf dem Gebiet der Hypertoniebehandlung sein.

Literaturverzeichnis

1. Abdel-Halim MS, Ekstedt J, Änggard E (1979) Determination of prostaglandin $F_{2\alpha}$, E_2, D_2 and 6-keto-$PGF_{1\alpha}$ in human cerebrospinal fluid. Prostaglandins 17: 405–409

2. Abdel-Halim MS, von Holst H, Meyerson B, Sachs C, Änggard E (1980) Prostaglandin profiles in tissue and blood vessels from human brain. J. Neurochem 34: 1331–1333

3. Abe K (1981) The kinins and prostaglandins in hypertension. Clin Endocrinol Metab 10: 577–605

4. Aiken JW, Gorman RR, Shebuski RJ (1979) Prevention of blockage of partially obstructed arteries with prostacyclin correlates with inhibition of platelet aggregation. Prostaglandins 17: 483–495

5. Araki H, Lefer AM (1980) Role of prostacyclin in the preservation of ischemic myocardial tissue in the perfused cat heart. Circ Res 47: 757–763

6. Armstrong JM, Lattimer N, Moncada S, Vane JR (1978) Comparison of the vasodepressor effects of prostacyclin and 6-oxo-prostaglandin $F_{1\alpha}$, with those of prostaglandin E_2 in rats and rabbits. Br J Pharmacol 62: 125–130

7. Axelrod L, Minnich AK, Ryan CA (1985) Stimulation of prostacyclin production in isolated rat adipocytes by angiotensin II, vasopressin, and bradykinin: Evidence for two separate mechanisms of prostaglandin synthesis. Endocrinology 116: 2548–2553

8. Baenziger NL, Becherer PR, Majerus PW (1979) Characterization of prostacyclin synthesis in cultures human arterial smooth muscle cells venous endothelial cells and skin fibroblasts. Cell 16: 967–974

9. Baenziger NL, Force LE, Becherer PR (1980) Histamine stimulates prostacyclin synthesis in cultured human umbilical vein endothelial cells. Biomed Biophys Res Commun 92: 1435–1440

10. Baenziger NL, Fogerty FJ, Mertz LF, Chernuta LF (1981) Regulation of histamine-mediated prostacyclin synthesis in cultured human vascular endothelial cells. Cell 24: 915–923

11. Barnett AH, Wakelin K, Leatherdale BA (1984) Specific thromboxane synthetase inhibition and albumin excretion rate in insulin-dependent diabetes. Lancet I: 1322–1325

12. Beckmann ML, Gerber JG, Byyny RL, LoVerde M, Nies AS (1988) Propranolol increases prostacyclin synthesis in patients with essential hypertension. Hypertension 12: 582–588

13. Beilin LJ, Bhattacharya J (1977) The effect of prostaglandin synthesis inhibitors on renal blood flow distribution in conscious rabbits. J Physiol 269: 395–405

14. Beitz J, Förster W (1980) Influence of human low density and high density lipoprotein cholesterol on the in vitro prostaglandin I_2 synthease activity. Biochim Biophys Acta 620: 352–355

15. Belch JJF, Cormie J, Newman P et al. (1983) Dazoxiben, a thromboxane synthetase inhibitor, in the treatment of Raynauds syndrome: a double-blind trial. Br J Clin Pharmacol 15 (Suppl 1): 113s–116s

16. Belch JJF, Saniabadi A, Dickson R, Sturrock RD, Forbes CD (1987) Effect of iloprost (ZK 36374) on white cell behavior. In: Gryglewski RJ, Stock G (eds) Prostacyclin and its stable analogue iloprost. Springer, Berlin Heidelberg New York Tokyo, pp 97–102

17. Bergmann G, Atkinson L, Richardson PJ, Daly K, Rothman M, Jackson G, Jewitt DE (1981) Prostacyclin: Haemodynamic and metabolic effects in patients with coronary artery disease. Lancet I: 569–572

18. Bergström S, Ryhage R, Samuelsson B, Sjövall J (1962) The structure of prostaglandin E, F_1 and F_2. Acta Chem Scand 16: 501–502

19. Bönner G, Beck D, Deeg M, Marin-Grez M, Gross F (1982) Effects of furosemide on the renal kallikrein-kinin system of the rat. Clin Sci 63: 447–453

20. Botha JH, Leary WP, Asmal AC (1980) Enhanced release of a "prostacyclin-like" substance from aortic strips of spontaneously hypertensive rats. Prostaglandins 19: 285–289

21. Bourgain RH, Deby C, Andries R, Garay R, Braquet P (1984) The effect of cicletanin, a diuretic, on the platelet vessel wall interaction; its involvement in the arachidonic acid cascade. Biochem Pharmacol 33: 3917–3918

22. Bourgain RH, Deby C (1988) Enhancement of prostacyclin generation by cicletanine. Drugs Exptl Clin Res XIV: 135–139

23. Bourgain R (1989) Enhancement of prostacyclin/thromboxane A_2 ratio by cicletanine. Vortrag auf dem Kongreß über Prostacyclin-Synthese-Stimulation in der Hochdrucktherapie. Köln, 25. 2. 1989

24. Bouthier JA, Safar ME, Deschamps E, Tarrade T (1988) Hemodynamic effects of an antihypertensive diuretic substance on the forearm circulation of patients with essential hypertension. Drugs Exp Clin Res 14: 221–224

25. Bunting S, Gryglewski R, Moncada S, Vane JR (1976) Arterial walls generate from prostaglandin endoperoxides a substance (prostaglandin X) which relaxes strips of mesenteric and coeliac arteries and inhibits platelet aggregation. Prostaglandins 12: 897–913

26. Bursch W, Schulte-Hermann R (1987) Cytoprotective effect of iloprost against liver cell death induced by carbon tetrachloride (CCe4) or bromobenzene. In: Gryglewski RJ, Stock G (eds) Prostacyclin and its stable analogue iloprost. Springer, Berlin Heidelberg New York Tokyo, pp 257–268

27. Bush A, Busst C, Knight WB, Shinebourne EA (1987) Modification of pulmonary hypertension secondary to congential heart disease by prostacyclin therapy. Am Rev Respir Dis 136: 767–769

28. Cahn J, Borzeix MG (1987) Iloprost in experimental cerebral ischemia. In: Gryglewski RJ, Stock G (eds) Prostacyclin and its stable analogue iloprost. Springer, Berlin Heidelberg New York Tokyo, pp 247–256

29. Campbell WB, Holland OB, Adams BV, Gomez-Sanchez CE (1982) Urinary excretion of prostaglandin E_2, prostaglandin $F_{2\alpha}$, and thromboxane B_2 in normotensive and hypertensive subjects on varying sodium intakes. Hypertension 4: 735–741

30. Chabrier PE, Guinot P, Tarrade T (1988) Cicletanine. Cardiovasc Drug Rev 6: 166–179

31. Chang WC, Nakao J, Orimo H, Murota SI (1980) Stimulation of prostacyclin biosynthetic activity by estradiol in rat aortic smooth muscle cells in culture. Biochim Biophys Acta 619: 107–118

32. Chelly JE, Fabiani JN, Tricot AM, Abry B, Carpentier A (1987) Vasodilator properties of prostacyclin after coronary artery bypass surgery. J Cardiovasc Pharmacol 9: 142–147

33. Christ-Hazelhof E, Nugteren DH (1981) Prostacyclin is not a circulating hormone. Prostaglandins 22: 739–746

34. Chrysant SG, Townsend SM, Morgan PR (1978) The effects of salt and meclofenamate administration on the hypertension of spontaneously hypertensive rats. Clin Exp Hypertens 1: 381–391

35. Cinotti GA, Pierucci A, Ciabattoni G, Pugliese F, Simonetti BM, Patrono C (1982) Effects of prostacyclin infusion in man. In: Mantero F, Biglieri EG, Edwards CRW (eds) Serono Symposium No. 50, ”Endocrinology of hypertension“. Academic Press, London New York, pp 333–336

36. Clair RWST (1976) Metbolism of the arterial wall and atherosclerosis. Atheroscler Rev 1: 61–117

37. Clostre F, Etienne A (1988) General pharmacology of cicletanine. Drugs Exptl Clin Res XIV: 73–82

38. Coceani F, Olley PM, Lock JE (1980) Prostaglandins, ductus arteriosus, pulmonary circulation: Current concepts and clinical potential. Eur J Clin Pharmacol 18: 75–81

39. Codde JP, Beilin LJ, Croft KD, Vandongen R (1987) Effects of altered prostanoid and lyso-PAF synthesis by marine oil diets on blood pressure of salt loaded spontaneously hypertensive rats. In: Bönner G, Carretero OA, Küppers H, McGiff JC (eds) Vasodepressor hormones in hypertension: Prostaglandins and kallikrein-kinins. Birkhäuser, Basel Boston, pp 101–110

40. Colina-Chourio JA, McGiff JC, Miller MP, Nasjletti A (1976) Possible influence of intrarenal generation of kinins on prostaglandin release from the rabbit perfused kidney. Br J Pharmacol 58: 165–172

41. Comberg HU, Heyden S, Hames CG, Vergroesen AJ, Fleischmann AI (1978) Hypotensive effect of dietary prostaglandin precursor in hypertensive man. Prostaglandins 15: 193–197

42. Corey EJ, Niwa H, Falck JR, Mioskowski C, Araiu Y, Marfat A (1980) Recent studies on the chemical synthesis of eicosanoids. Adv Prostagland Thrombox Leukotr Res 6: 19–23

43. Coughlin SR, Moskowitz MA, Zetter BR, Antoniades HN, Levine L (1980) Platelet-dependent stimulation of prostacyclin synthesis by platelet-derived growth factor. Nature 288: 600–602

44. Crutchley DJ, Ryan JW, Ryan US, Fisher GH (1983) Bradykinin-induced release of prostacyclin and thromboxanes from bovine pulmonary artery endothelial cells. Studies with lower homologs and calcium antagonists. Biochim Biophys Acta 751: 99–107

45. Darius H, Hossmann V, Schrör K (1986) Antiplatelet effects of intravenous iloprost in patients with peripheral arterial obliterative disease. A placebo-controlled dose-response study. Klin Wochenschr 64: 545–551

46. Data JL, Gerber JG, Crump WJ, Frölich JC, Hollifield JW, Nies A (1978) The prostaglandin system: A role in baroreceptor control of renin release. Circ Res 42: 454–458

47. Dembinska-Kiéc A, Rücker W, Schönhöfer PS (1979) Atherosclerosis decreased prostacyclin formation in rabbit lungs and kidneys. Prostaglandins 17: 831–839

48. DeWitt DL, Smith WL (1983) Purification of prostacyclin synthetase from bovine aorta by immunoaffinity chromatography. J Biol Chem 258: 3285–3293

49. Dietlein M, Lauster F, Scherer B (1988) Glomeruläre Filtrationsrate und renale Prostaglandine nach Eiweißzufuhr bei chronischer Niereninsuffizienz. Klin Wochenschr 66 (Suppl XIII): 194

50. Dorian B, Larrue J, Defeudis FV, Salari H, Borgeat P, Braquet P (1984) Activation of prostacyclin synthesis in cultured smooth muscle cells by diuretic-antihypertensive drugs. Biochem Pharmacol 33: 2265–2269

51. Dorian B, Daret D, Braquet P, Larrue J (1988) Cicletanine and eicosanoids in cultered vascular smooth muscle cells. Drugs Exptl Clin Res XIV: 117–122

52. Düsing R, Scherhag R, Glänzer K, Budde U, Kramer HJ (1983) Dietary linoleic acid deprivation: Effects on blood pressure and PGI_2 synthesis. Am J Physiol 244: H228–H233

53. Düsing R, Pietsch R, Landsberg G, Scherf H, Glänzer K, Mutschler E, Kramer HJ (1986) Untersuchungen zur extrarenalen Wirkung von Diuretika. In: Krück F, Schrey A (Hrsg) Diuretika III. Springer, Berlin Heidelberg New York Tokyo, pp 38–45

54. Dunn MJ, Hood VL (1977) Prostaglandins and the kidney. Am J Physiol 233: F-169-F-184

55. Durao V, Prata MM, Goncalvez LMP (1977) Modification of antihypertensive effect of β-adrenoceptor blocking agents by inhibition of endogenous prostaglandin synthesis. Lancet II: 1005–1007

56. Dusting GJ, Moncada S, Vane JR (1978) Disappearance of prostacyclin (PGI_2) in the circulation of the dog. Brit J Pharmacol 62: 414P–415P

57. Ehnholm C, Huttunen J, Pietinen P, Leino U, Mutanen M, Kostiainen E, Pikkarainen J, Dougherty R, Iacono J, Puska P (1982) Effect of diet on serum lipoproteins in a population with a high risk of coronary heart disease. N Engl J Med 307: 850–855

58. Eldor A, Falcone DJ, Hajjar DP, Minick CR, Weksler BB (1981) Recovery of prostacyclin production by de-endothelialized rabbit aorta. J Clin Invest 67: 735–741

59. Eldor A, Falcone DJ, Hajjar DP, Minick CR, Weksler BB (1982) Diet-induced hypercholesterolemia inhibits the recovery of prostacyclin production by injured rabbit aorta. Am J Pathol 107: 186–190

60. Epstein M, Lifschitz M, Rappaport K (1982) Augmentation of prostaglandin production by linoleic acid in man. Clin Sci 63: 565–571

61. Euler US von (1934) Zur Kenntnis der pharmakologischen Wirkungen von Nativsekreten und Extrakten männlicher accessorischer Geschlechtsdrüsen. Naunyn-Schmiedebergs Arch Pharmacol 175: 78–84

62. Euler US von (1935) Über die spezifische blutdrucksenkende Substanz des menschlichen Prostata- und Samenblasensekretes. Klin Wochenschr 14: 1182–1183

63. Evensen SA (1979) Injury to cultured endothelial cells. The role of lipoproteins and thrombo-active agents. Haemostasis 8: 203–210

64. Falardeau P, Martineau A (1983) In vivo production of prostaglandin I_2 in dahl salt-sensitive and salt-resistant rats. Hypertension 5: 701–705

65. Favre L, Glasson PH, Riondel A, Vallotton MB (1983) Interaction of diuretics and nonsteroidal anti-inflammatory drugs in man. Clin Sci 64: 407–412
66. Favre L, Vallotton MB (1984) Relationship of renal prostaglandins to three diuretics. Prostagland Leukotr Med 14: 313–319
67. Fitzgerald DJ, Entman SS, Mulloy K, FitzGerald GA (1987) Decreased prostacyclin biosynthesis preceding the clinical manifestation of pregnancy-induced hypertension. Circulation 75: 956–963
68. FitzGerald GA, Hossmann V, Hummerich W, Konrads A (1980) The reninkallikrein-prostaglandin system: Plasma active and inactive renin and urinary kallikrein during prostacyclin infusion in man. Prostagland Med 5: 445–456
69. FitzGerald GA, Brash AR, Falardeau P, Oates JA (1981) Estimated rate of prostacyclin secretion into the circulation of normal man. J Clin Invest 68: 1272–1276
70. Fleisher LN, Tall AR, Witte LD, Miller RW, Cannon PJ (1981) Stimulation of arterial endothelial cell prostacyclin synthesis by high density lipoproteins. Circulation 64: IV–216
71. Flower RJ, Cardinal DC (1979) Use of a novel platelet aggregometer to study the generation by, and actions of prostacyclin in whole blood. In: Vane JR, Bergström S (eds) Prostacyclin. Raven Press, New York, pp 211–220
72. Fodor GP, Guinot P (1988) Review of three studies to determine the efficacy and tolerance of cicletanine in the short- and long-term treatment of essential hypertension. Drug Exp Clin Res 14: 195–204
73. Förster W (1980) Effect of various agents on prostaglandin biosynthesis and the antiaggregatory effect. Acta Med Scand Suppl 642: 35–46
74. Frey EK, Kraut H (1926) Über einen von der Niere ausgeschiedenen, die Herztätigkeit anregenden Stoff. Hoppe-Seylers Z Physiol Chem 157: 32–61
75. Friedman LA, Webster J, Hensby CN, Lewsi PJ (1981) Prostacyclin production in arterial hypertension. In: Lewis PJ, O'Grady J (eds) Clinical pharmacology of prostacyclin. Raven Press, New York, pp 97–102
76. Frölich JC, Hollifield JW, Dormois JC (1976) Suppression of plasma renin activity by indomethacin in man. Circ Res 39: 447–452
77. Frölich JC, Hollifield JW, Vesper BS, Shand DG, Wilson JP, Seyberth HJ, Frölich WH, Oates JA (1979) Reduction of plasma renin activity by inhibition of the fatty acid cyclooxygenase: Independence of sodium retention. Circ Res 44: 781–787
78. Frölich JC, Robertson D, Kitajima W, Rosenkranz B, Reimann I (1981) Prostaglandins in human hypertension: Relationships to renin, sodium, and antihypertensive drug action. In: Laragh JH, Bühler F, Seldin DW (eds) Frontiers in hypertension research. Springer, New York, pp 114–118
79. Frölich JC, Rosenkranz B (1982) Role of prostaglandins in the regulation of blood pressure. In: Hermann AG, Vanhoutte PM, Denolin H, Goossens A (eds) Cardiovascular pharmacology of the prostaglandins. Raven Press, New York, pp 259–265
80. Galler M, Folkert VW, Schlondorff D (1981) Effect of converting enzyme inhibitor on prostaglandin synthesis by isolated rat glomeruli. Clin Res 29: 271A
81. Gant NF, Daley GL, Chand S, Whorley RJ, MacDonald PC (1973) A study of angiotensin II pressor response throughout primigravid pregnancy. J Clin Invest 52: 2682–2689

82. Garay R, Hornych A, Juin G, Nazaret C, Hannaert P, Deschamps de Paillette E, Braquet P (1983) K$^+$-transport, membrane potential and the AA cascade in the vasodilator antihypertensive effects of cicletanide. II. Clinical aspect. Naunyn Schmiedebergs Arch Pharmacol 324 (Suppl): 240

83. Gbeassor FM, Grose JM, Lebel M (1982) Effects of indapamide on prostaglandins synthesis. Clin Invest Med 5: 26B

84. Gerber JC, Payne NA, Murphy RC, Nies AS (1981) Prostacyclin produced by the pregnant uterus in the dog may act as a circulating vasodepressor substance. J Clin Invest 67: 632–636

85. Glänzer K, Prüßing B, Düsing R, Kramer HJ (1982) Hemodynamic and hormonal responses to 8-arginine-vasopressin in healthy man: Effects of indomethacin. Klin Wochenschr 60: 1234–1239

86. Goehlert UG, Ng Ying Kin NMK, Wolfe LS (1981) Biosynthesis of prostacyclin in rat cerebral microvessels and the choroid plexus. J Neurochem 36: 1192–1201

87. Goldblatt MW (1935) Properties of human seminal plasma. J Physiol 84: 208–218

88. Goldstone R, Martin K, Zipser R, Horton R (1981) Evidence for a dual action converting enzyme inhibitor on blood pressure in normal man. Prostaglandins 22: 587–598

89. Gorman RR, Bunting S, Miller OV (1977) Modulation of human platelet adenylate cyclase by prostacyclin (PGX). Prostaglandins 13: 377–388

90. Gothberg G, Lundin S, Folkow B (1982) Acute vasodepressor effect in normotensive rats following extracorporal perfusion of the declipped kidney of two-kidney one-clip hypertensive rats. Hypertension 4, Suppl II: 101–105

91. Grodzinska L, Basista M, Basista E, Slawinski M, Swies J, Stachura J, Ohlrogge R (1987) Nitrendipine-stimulated release of prostacyclin-like substance in normal and atherosclerotic animals. Arzneimittelforsch 37: 412–415

92. Grose JH, Lebel M, Gbeassor FM (1980) Diminished urinary prostacyclin metabolite in essential hypertension Clin Sci 59: 121s–123s

93. Grose JH, Lebel M, Gbeassor FM (1982) Abnormal urinary 6-keto-prostaglandin $F_{1\alpha}$ and thromboxane B_2 in essential hypertension. Clin Invest Med 5: 2–3

94. Gryglewski RJ, Bunting S, Moncada S, Flower RJ, Vane JR (1976) Arterial walls are protected against deposition of platelet thrombi by a substance (prostaglandin X) which they make from prostaglandin endoperoxides. Prostaglandins 12: 685–713

95. Gryglewski RJ, Dembinska-Kiéc A, Zmuda A, Gryglewska T (1978) Prostacyclin and thromboxane A_2 biosynthesis capacities of heart, arteries and platelets at various stages of experimental atherosclerosis in rabbits. Atherosclerosis 31: 385–394

96. Gryglewski RJ, Korbut R, Ocetkiewicz A (1978) De-aggregatory action of prostacyclin in vivo and its enhancement by theophylline. Prostaglandins 15: 637–644

97. Gryglewski RJ, Korbut R, Ocetkiewicz A (1978) Generation of prostacyclin by lungs in vivo and its release into the arterial circulation. Nature 273: 765–767

98. Guinot P, Frölich JC (1985) Study of the effects of cicletanine on prostanoids. Arzneimittelforschung 35: 1714–1716

99. Guinot P, Jewitt-Harris J, Tarrade T (1989) Determination of the optimal dose of the antihypertensive drug cicletanine hydrochloride in man. Drug Res 39: 86–89

100. Gullner HG, Cerletti C, Bartter FC, Smith JB, Gill JR (1979) Prostacyclin overproduction in Bartter's syndrome. Lancet II: 767–769

101. Gullner HG, Nicolaou KC, Bartter FC (1980) Prostacyclin has effects on proximal and distal tubular function in the dog. Prostagland Med 6: 141–146

102. Haberey M, Loge O, Maaß B, Ohme G (1987) Hemodynamic profile of iloprost in rats, rabbits and cats. In: Gryglewski RJ, Stock G (eds) Prostacyclin and its stable analogue iloprost. Springer, Berlin Heidelberg New York Tokyo, pp 151–158

103. Hajjar DP, Weksler BB, Falcone DJ, Hefton JM, Tackgoldman K, Minick CR (1982) Prostacyclin modulates cholesteryl ester hydrolytic activity by its effect on cyclic adenosine monophosphate in rabbit aortic smooth muscle cells. J Clin Invest 70: 479–488

104. Hajjar DP (1984) Prostacyclin and cyclic nucleotides interact to modulate arterial cholesteryl ester metabolism. In: Greengard P et al. (eds) Advances in cyclic nucleotide and protein phosphorylation research, Vol 17. Raven Press, New York, pp 605–614

105. Hajjar DP (1985) Prostaglandins and cyclic nucleotides. Modulators of arterial cholesterol metabolism. Biomed Pharmacol 34: 295–300

106. Ham EA, Egan RW, Soderman DD, Gale PH, Kuehl Jr FA (1979) Peroxidase-dependent deactivation of prostacyclin synthetase. J Biol Chem 254: 2191–2194

107. Hanley SP, Cockbill SR, Bevan J, Hepinstall S (1981) Differential inhibition by low dose aspirin of human venous prostacyclin synthesis and platelet thromboxane synthesis. Lancet II: 969–971

108. Harold JG, Siegel RJ, FitzGerald GA, Satoh P, Fishbein MC (1988) Differential prostacyclin production by human umbilical vasculature. Arch Pathol Lab Med 112: 43–46

109. Hassid A, Williams C (1983) Vasoconstrictor-evoked prostaglandin synthesis in cultured vascular smooth muscle. Am J Physiol 245: C278–C282

110. Haslam RJ, Davidson MML, Fox JEB, Lynham JA (1978) Cyclic nucleotides in platelet function. Thromb Haemost 40: 232–240

111. Haslam RJ, McClemaghan MD (1981) Measurement of circulating prostacyclin. Nature 292: 364–366

112. Hawiger J, Parkinson S, Timmons S (1980) Prostacyclin inhibits mobilization of fibrinogen binding sites on human ADP and thrombin treated platelets. Nature 283: 195–197

113. Henriksson P, Edhag O, Wennmalm A (1985) Prostacyclin infusion in patients with acute myocardial infarction. Br Heart J 53: 173–179

114. Hensby CN (1981) Plasma 6-Oxo-PGF$_{1\alpha}$ in man. In: Lewis PJ, O'Grady J (eds) Clinical pharmacology of prostacyclin. Raven Press, New York, pp 37–44

115. Hermiller JB, Bambach D, Thompson MJ, Huss P, Fontana ME, Magorien RD, Unverferth DV, Leier CV (1982) Vasodilators and prostaglandin inhibitors in primary pulmonary hypertension. Ann Intern Med 97: 480–489

116. Higenbottam T (1987) The place of prostacyclin in the clinical management of primary pulmonary hypertension. Am Rev Respir Dis 136: 785–788

117. Hojvat SA, Musch MW, Miller RJ (1983) Stimulation of prostaglandin production in rabbit ileal mucosa by bradykinin. J Pharmacol Exp Ther 226: 749–755

118. Honda M, Manabe R, Minato M, Watanabe M, Fukuda N, Izumi Y, Hatano M (1986) Effects of intravenous administration of a calcium antagonist on prosta-

glandins and thromboxane in plasma and urine in humans. Prostagland Leuk Med 23: 289–302

119. Hong SL, Levine L (1976) Stimulation of prostaglandin synthesis by bradykinin and thrombin and their mechanisms of action on MC 5-5 fibroblasts. J Biol Chem 251: 5814–5816

120. Hong SL (1980) Effect of bradykinin and thrombin on prostacyclin synthesis in endothelial cells from calf and pig aorta and human umbilical cord vein. Thromb Res 18: 787–795

121. Hope W, Martin TJ, Chesterman CN, Morgan FJ (1979) Human β-thromboglobulin inhibits PGI_2 production and binds to a specific site in bovine aortic endothelial cells. Nature 282: 210–212

122. Hornych A, Safar M, Bariety J, Simon A, London G, Levenson J (1983) Thromboxane B_2 in borderline and essential hypertensive patients. Prostagland Leukotr Med 10: 145–155

123. Ipsen (1987) Tenstaten (Ciclétanine). Dossier scientifique á l'usage de MM. les experts.

124. Jeremy JY, Barradas MA, Mikhailidis DP, Dandona P (1985) An investigation into the effects of nifedipin and nimodipine on platelet function and vascular prostacyclin synthesis. Drug Exp Clin Res 11: 645–651

125. Johnson M, Harrison HE, Raftery AT, Elder JB (1981) Prostacyclin and diabetes. In: Lewis PJ, O'Grady J (eds) Clinical pharmacology of prostacyclin. Raven Press, New York, pp 105–112

126. Johnson RA, Morton DR, Kinner JH, Gorman RR, McGuire JC, Sun FF (1976) The chemical structure of prostaglandin X (prostacyclin). Prostaglandins 12: 915–928

127. Jones DK, Higenbottam TW, Wallwork J (1987) Treatment of primary pulmonary hypertension with intravenous epoprostenol (prostacyclin). Br Heart J 57: 270–278

128. Jouve R, Langlet F, Puddu PE, Rolland PH, Guillen JC, Cano JP, Serradimigni A (1986) Cicletanide improves outcome after left circumflex coronary artery occlusion-reperfusion in the dog. J. Cardiovase Pharmacol 8: 208–215

129. Jouve R, Puddu PE, Langlet F, Lanti M, Guillen JC, Rolland PH, Serradi-Migni A (1988) Effects of cicletanine in the left circumflex coronary artery occlusion-reperfusion canine model of sudden death: Analysis of 107 experiments using Cox's proportional hazards model. Drug Exp Clin Res 14: 167–180

130. Jungers P (1989) Cicletanin in the elderly hyperntensive patients. Vortrag auf dem Kongreß über Prostacyclin-Synthese-Stimulation in der Hochdrucktherapie. Köln, 25. 2. 1989. In: Tarrade T, Forette F, Jungers P, Mettelus I (1989) Efficacite et tolerance du cicletanine chez le sujet age. Hypertendu, Therapie 44 (im Druck)

131. Kahlen I, Schrör K (1982) Mepindolol protection of prostacyclin formation. Subsequent increase in arachidonic acid-induced prostacyclin release in isolated guinea pig heart. Eur J Pharmacol 82: 81–84

132. Kelton J, Carter C, Buchanan MR, Hirsh J (1978) Thrombogenic effect of high dose aspirin in injury-induced experimental venous thrombosis (abstr). Clin Res 26: 350A

133. Kelton JG, Blajchman MA (1980) Prostaglandin I_2 (prostacyclin). Can Med Assoc J 122: 175–179

134. Kulkarni PS, Roberts R, Needleman P (1976) Paradoxical endogenous synthesis of a coronary dilating substance from arachidonate. Prostaglandins 12: 337–353

135. Kurzrock R, Lieb CC (1930) Biochemical studies of human semen. II. The action of semen on the human uterus. Proc Soc Exp Biol Med 28: 268–272

136. Lamas CJ, Lamas C (1977) Prostaglandin metabolism in the kidneys of spontaneuously hypertensive rats. Am J Physiol 233: H87–H92

137. Larrson C, Weber P, Änggard E (1974) Arachidonic acid increases and indomethacin decreases plasma renin activity in the rabbit. Europ J Pharmacol 28: 391–394

138. Larrue J, Rigaud M, Daret D, Demond J, Durrand J, Bricaud H (1980) Prostacyclin production by cultured smooth muscle cells from atherosclerotic rabbit aorta. Nature 285: 480–483

139. Larrue J, Leroux C, Daret D, Bricaud H (1982) Decreased prostaglandin production in cultured smooth muscle cells from atherosclerotic rabbit aorta. Biochim Biophys Acta 710: 257–263

140. Latta G, Schrör K (1988) Kalziumantagonisten und Thrombozytenfunktion. Hämostaseologie 8: 80–89

141. Lebel M, Grose JH (1982) Renal prostaglandins in borderline and sustained essential hypertension. Prostagland Leukotr Med 8: 409–418

142. Lebel M, Grose JH, Belleau LJ, Langlois S (1983) Effects of indapamide on renal prostaglandin production in hypertensive patients. Curr Med Res Opin 2: 81–86

143. Lefer AM, Ogletree ML, Smith JB, Silver MJ, Nicolaou KC, Barnette WE, Gasic GP (1978) Prostacyclin: A potentially valuable agent for preserving myocardial tissue in acute myocardial ischemia. Science 200: 52–56

144. Levin RI, Jaffe EA, Weksler BB, Tackgoldman K (1981) Nitroglycerin stimulates synthesis of prostacyclin by cultured human endothelial cells. J Clin Invest 67: 762–769

145. Levine L, Moskowitz MA, (1979) α- and β-adrenergic stimulation of arachidonic acid metabolism in cells in culture. Proc Natl Acad Sci 76: 6632–6636

146. Levy J (1977) Changes in systolic arterial blood pressure in normal and spontaneously hypertensive rats produced by acute administration of inhibitors of prostaglandin biosynthesis. Prostaglandins 13: 153–160

147. Locher RA, Block LH, Tenschert W, Vetter W (1982) Interaction of vasopressin and prostaglandin in human monocytes. In: Matero F, Biglieri EG, Edwards CRW (eds) Serono Symposium No. 50, "Endocrinology of hypertension". Academic Press, London New York, pp 325–332

148. Lock JF, Olley PM, Coceam F, Swyer PR, Row RD (1979) Use of prostacyclin persistent fetal circulation. Lancet I: 1343

149. Lonchampt MO, Marche P, Demerle C (1988) Histamin H_1-receptors mediate phophoinositide and calcium response in cultured smooth muscle cells. Interactions with cicletanin. Agents Actions 24: 255–260

150. Long WA, Rubin LJ (1987) Prostacyclin and PGE treatment of pulmonary hypertension. Am Rev Respir Dis 136: 773–776

151. Lopez-Ovejero JA, Weber MA, Drayer JIM, Sealy JE, Laragh JH (1978) Effects of indomethacin alone and during diuretic or β-adrenoreceptor-blockade therapy on blood pressure and the renin system in essential hypertension. Clin Sci Mol Med 55: 203s–205s

152. Lorenz R, Spengler U, Fischer S, Duhm J, Weber P (1983) Platelet function,

thromboxane formation and blood pressure control during supplementation of the western diet with cod liver oil. Circulation 67: 504–511

153. Lukaesko P, Messina EJ, Kaley G (1980) Reduced hypotensive action of arachidonic acid in the spontaneously hypertensive rat. Hypertension 2: 657–663

154. MacIntyre DE, Pearson JD, Gordon JL (1978) Localisation and stimulation of prostacyclin production in vascular cells. Nature 271: 549–551

155. MacNab MW, Foltz EL, Graves BS, Rinehart RK, Tripp SL, Feliciano NR, Sen S (1984) The effects of a new thromboxane synthetase inhibitor, CGS-13080, in man. J Clin Pharmacol 24: 76–83

156. Malherbe ES, Le Hegarat M, Baranes J, Clostre F, Braquet P (1988) Comparison of cicletanine with other antihypertensive drugs in SHR-SP models. Drug Exp Clin Res 14: 83–88

157. Marche P, Girard A (1988) Phosphoinositides and cicletanine. Drugs Exptl Clin Res XIV: 103–108

158. Martineau A, Robillard M, Falardeau P (1983) Defective synthesis of vasodilator prostaglandins in the spontaneously hypertensive rat. Hypertension 6: I-161–I-165

159. Masotti G, Pogessi L, Galanti G, Trotta F, Neri Serneri GG (1981) Prostacyclin production in man. In: Lewis PJ, O'Grady J (eds) Clinical pharmacology of prostacyclin. Raven Press, New York, pp 9–20

160. Matzky R, Darius H, Schrör K (1982) The release of prostacyclin (PGI$_2$) by pentoxifylline from human vascular tissue. Arzneimittelforschung 32: 1315–1318

161. McGiff JC, Crowshaw K, Itskovitz HD (1974) Prostaglandins and renal function. Fed Proc 33: 39–47

162. McGiff JC, Nasjletti A (1976) Kinins, renal function and blood pressure regulation. Fred Proc 35: 172–174

163. McGiff JC, Wong PY-K (1979) Compartimentalization of prostaglandin and prostacyclin within the kidney: Implications for renal function. Fed Proc 38: 89–93

164. McGiff JC (1980) Interactions of prostaglandins with the kallikrein-kinin and renin-angiotensin systems. Clin Sci 59: 105s–116s

165. McGowan HM, Vandongen R, Codde JP, Croft KD (1986) Increased aortic PGI$_2$ and plasma lyso-PAF in the unclipped one-kidney hypertensive rat. Am J Physiol 251: H1361–H1364

166. Mehta J, Metha P, Ostrowski N (1986) Calcium blocker diltiazem inhibits platelet activation and stimulates vascular prostacyclin synthesis. Am J Med Sci 291: 20–24

167. Miller OV, Gorman RR (1979) Evidence of distinct prostaglandin I$_2$ and D$_2$ receptors in human platelets. J Pharmacol Exp Ther 210: 134–140

168. Mills DCB, Smith JB (1971) The influence on platelet aggregation of drugs that affect the accumulation of adenosine 3', 5'cyclic monophosphate in platelets. Biochem J 121: 185–196

169. Moncada S, Gryglewski RJ, Bunting S, Vane JR (1976) A lipid peroxide inhibits the enzyme in blood vessel microsomes that generates from prostaglandin endoperoxides the substance (prostaglandin X) which prevents platelet aggregation. Prostaglandins 12: 715–733

170. Moncada S, Herman AG, Vane H (1977) Differential formation of prostacyclin (PGX or PGI$_2$) by layers of the arterial wall. An Explanation for the antithrombotic properties of vascular endothelium. Thromb Res 11: 323:344

171. Moncada S, Higgs EGA, Vane JR (1977) Human arterial and venous tissues generate prostacyclin (prostaglandin X), a potent inhibitor of platelet aggregation. Lancet I: 18–21

172. Moncada S, Vane JR (1977) The discovery of prostacyclin – a fresh insight into arachidonic acid metabolism. In: Kharasch N, Fried J (eds) Biochemical aspects of prostaglandins and thromboxanes. Academic Press, New York, pp 155–177

173. Moncada S, Korbut R, Bunting S, Vane JR (1978) Prostacyclin is a circulating hormone. Nature 273: 767–777

174. Moncada S, Vane JR (1979) Arachidonic acid metabolites and the interactions between platelets and blood-vessel walls. E Engl J Med 300: 1142–1147

175. Moncada S (1982) Biological importance of prostacyclin. Br J Pharmacol 76: 3–31

176. Moncada S, Higgs EA (1986) Arachidonate metabolism in blood cells and the vessell wall. Clin Haematol 15: 273–292

177. Moore TJ, Crantz FR, Hollenberg NK, Koletsky RJ, Leboff MS, Swartz SL, Levine L, Podolsky S, Dluhy RG, Williams GH (1981) Contribution of prostaglandins to the antihypertensive action of captopril in essential hypertension. Hypertension 3: 168–173

178. Morera S, Santoro FM, Rosón MI, de la Riva IJ (1983) Prostacyclin (PGI_2) synthesis in the vascular wall of rats with bilateral renal artery stenosis. Hypertension 5: V-38–V-42

179. Mortensen JZ, Schmidt EB, Nielsen AH, Dyerberg J (1983) The effect of N-6 and N-3 polyunsaturated fatty acids on hemostasis, blood lipids and blood pressure. Thromb Haemost 50: 543–546

180. Müller B, Maaß B, Stürzebecher C-S, Witt W (1987) Effects of iloprost and infarct size after coronary artery ligation. In: Gryglewski RJ, Stock G (eds) Prostacyclin and its stable analoque iloprost. Springer, Berlin Heidelberg New York Tokyo, pp 195–204

181. Mullane KM, Moncada S (1980) Prostacyclin release and the modulation of some vasoactive hormones. Prostaglandins 20: 25–49

182. Nadler J, Zipser RD, Coleman R, Horton R (1983) Stimulation of renal prostaglandins by pressor hormones in man: Comparison of prostaglandin E_2 and Prostacyclin (6-keto-prostaglandin F_{1a}). JCE & M 56– 1260–1265

183. Nadler JL, Frederich OL, Hsueh W, Horton R (1986) Evidence of prostacyclin deficiency in the syndrome of hyporeninemic hypoaldosteronism. New Engl J Med 314: 1015–1020

184. Nadler JL, McKay M, Campese V, Vrabanac J, Horton R (1986) Evidence that prostacyclin modulates the vascular actions of calcium in man. J Clin Invest 77: 1278–1284

185. Nakagawa M, Kitani T, Kawamura T, Maeda Y, Osamura K, Rin K, Ijichi H (1981) Prostacyclin generation of vessell wall during the development of hypertension and the effect of antihypertensive agents. VIII. International Congress of Pharmacology, Tokyo, July 19–24. Book of abstracts, p 846

186. Nakagawa M, Takamatsu H, Toyoda T, Sawada S, Tsuji H, Ijichi H (1987) Effect of inhibition of Na^+-K^+-ATPase on the prostacyclin generation of cultured human vascular endothelial cells. Life Sci 40: 351:357

187. Nakao J, Chang WC, Murato SI, Orimo H (1981) Testosterone inhibits prostacyclin production by rat aortic smooth muscle cells in culture. Atherosclerosis 39: 203–209

188. Needleman P, Wyche A, Raz A (1979) Platelet and blood vessel arachidonate metabolism and interactions. J Clin Invest 63: 345–349

189. Negus P, Tannen RL, Dunn J (1976) Indomethacin potentiates the vasoconstrictor actions of angiotensin II in normal man. Prostaglandins 12: 175–180

190. Norris PG, Jones CJH, Weston MY (1986) Effect of dietary supplementation with fish oil on systolic blood pressure in mild hypertension. Br Med J 293: 104–105

191. Nowak J, Wennmalm A (1978) Influence of indomethacin and of prostaglandin E_1 on total and regional blood flow in man. Acta Physiol Scand 102: 484–491

192. Ogihara T, Maruyama A, Hata T, Mikami H, Nakamaru M, Naka T, Ohde H, Kumahara Y (1981) Hormonal responses to long-term converting enzyme inhibition in hypertensive patients. Clin Pharmacol Ther 30: 328–325

193. O'Grady J, Bunting S, Flower R, Warrington S, Moti MJ, Fowle ASE, Higgs EA, Moncada S (1980) Effects of intravenous infusion of prostacyclin (PGI_2) in man. Prostaglandins 19: 319–333

194. Ohde H, Ogihara T, Nakamaru M, Higaki J, Gotoh S, Masuo K, Ohtsuka A, Sacki S, Kumahara Y (1982) Effect of prostacyclin infusion on active and inactive renin release in the isolated perfused kidney. Life Sci 31: 3031–3035

195. Ohno T, Yajima T, Urano T, Nakamura K (1984) Interaction of prostaglandin E_2 and bradykinin in the induction of afferent splanchnic nerve discharges in cats. Jap J Pharmacol 34: 191–202

196. Okahara T, Imanishi M. Abe Y, Yamamoto K (1983) Renal prostaglandins (PGs) and thromboxanes (TXs) release induced by bradykinin. Adv Exp Med Biol 156A: 515–518

197. Okuma M, Yamori Y, Ohta K, Uchino H (1979) Production of prostacyclinlike substance in stroke-prone and stroke-resistant spontaneously hypertensive rats. Prostaglandins 17: 1–7

198. Oparil S, Horton R, Wilkins LH, Irvin J, Hammett DK (1987) Antihypertensive effect of enalapril in essential hypertension: Role of prostacyclin. Am J Med Sci 294: 395–402

199. Orekhov AN, Tertov VV, Smirnov VN (1983) Prostacyclin analogues as anti-atherosclerotic drugs. Lancet II: 521

200. Overlack A, Stumpe KO, Kuehnert M, Kolloch R, Ressel C, Heck I, Krueck F (1981) Evidence for participation of kinins in the antihypertensive effect of converting enzyme inhibition. Klin Wochenschr 59: 69–74

201. Pace-Asciak CR (1976) Decreased renal prostaglandin catabolism precedes onset of hypertension in the developing spontaneously hypertensive rat. Nature 263: 510–512

202. Pace-Asciak CR, Rangaraj G (1978) Prostaglandin biosynthesis and catabolism in the lamb ductus arteriosus, aorta and pulmonary artery. Biochim Biophys Acta 529: 13–20

203. Pace-Asciak CR, Carrara MC, Nicolaou KC (1978) Prostaglandin I_2 has more potent hypotensive properties than prostaglandin E_2 in the normal and spontaneously hypertensive rat. Prostaglandins 15: 999–1003

204. Pace-Asciak CR, Carrara MC, Rangaraj G, Nicolaou KC (1978) Enhanced formation of PGI_2, a potent hypotensive substance, by aortic rings and homogenates of the spontaneously hypertensive rat. Prostaglandins 15: 1005–1013

205. Patah RV, Mookerjee BK, Bentzel CJ, Hysert PE, Babej M, Lee JB (1975) Antagonism of the effects of furosemide by indomethacin in normal and hypertensive man. Prostaglandins 10: 649–659
206. Patrono C, Pugliese F, Giabattoni G, Patrignani P, Maseri A, Chierchia S, Peskar BA, Cinotti GA, Simonetti BM, Pierucci A (1982) Evidence for a direct stimulatory effect of prostacyclin on renin release in man. J Clin Invest 69: 231–239
207. Pearson JD (1982) Plasma factors regulating prostaglandin biosynthesis and catabolism. In: Hermann AG, Van Houtte PM, Goosens A, Denolin H (eds) Prostaglandins and the cardiovascular system. Raven Press, New York, pp 24–33
208. Pierucci A, Simonetti M, Ciabattoni G, Taggi F, Morabito S, Vastano S, Pugliese F (1986) Effect of prostacyclin on renal kallikrein release in man. Eur J Clin Invest 16: 233–238
209. Piere R (1988) Dossier d'expertise pharmacologique d'A.M.M. Dossier no. 328747.9
210. Pifer DD, Cagen LM, Chesney CM (1981) Stability of prostaglandin I_2 in human blood. Prostaglandins 21: 165–175
211. Preston FF, Whipps S, Jackson GA, French AJ, Wyld PJ, Stoddard GJ (1981) Inhibition of prostacyclin and platelet thromboxane A_2 after low dose aspirin. N Engl J Med 402: 76–79
212. Puska P, Nissinen A, Vartiainen E, Dougherty R, Mutanen M, Iacono JM, Leino U, Korhonen HJ, Pietinen P, Moisio S (1983) Controlled, randomised trial of the effect of dietary fat on blood pressure. Lancet I: 1–5
213. Puustinen T, Uotila P (1983) The effect of bradykinin, histamine, and leukotrienes B_4, C_4 and D_4 on the formation of 6-keto-prostaglandin $F_{1\alpha}$ and thromboxane B_2 in hamster lungs. Prostagland Leukotr Med 12: 443–448
214. Quirion R, Rioux F, Regoli D (1978) The effect of an ecute or chronic treatment with indomethacin on the blood pressure of DOCA/salt and spontaneously hypertensive rats. Clin Exp Hypertens 1: 267–277
215. Rademaker M, Thomas RHM, Provost G, Beacham JA, Cooke ED, Kirby JD (1987) Prolonged increase in digital blood flow following iloprost infusion in patients with systemic sclerosis. Postgrad Med J 63: 617–620
216. Rao RH, Rao UB, Srikantia SG (1981) Effect of polyunsaturate-rich vegetable oils on blood pressure in essential hypertension. Clin Exp Hypertens 3: 27–38
217. Rapp NS, Zenser TV, Mattammal MB, Davis BB (1981) Inhibition of bradykinin stimulation of renal medullary prostaglandin E_2 synthesis by phosphodiesterase inhibitors. J Pharmacol Exp Ther 219: 442–446
218. Rich S, Hart K, Kieras K, Brundage BH (1987) Thromboxane synthetase inhibition in primary pulmonary hypertension. Chest 91: 356–360
219. Richelsen B (1987) Factors regulating the production of prostaglandin E_2 and prostacyclin (prostaglandin I_2) in rat and human adipocytes. Biochem J 247: 389–394
220. Ritter JM, Barrow SE, Blair IA, Dollery CT (1983) Release of prostacyclin in vivo and its role in man. Lancet I: 317–319
221. Ritter JM, Hamilton G, Barrow SE, Heavey DJ, Hickling NE, Taylor KM, Hobbs KEF, Dollery CT (1986) Prostacyclin in the circulation of patients with vascular disorders undergoing surgery. Clin Sci 71: 743–747
222. Rosenkranz B, Fischer C, Weimer KE, Frölich JC (1980) Metabolism of prostacyclin and 6-keto-prostaglandin $F_{1\alpha}$ in man. J Biol Chem 255: 10194–10198

223. Rubin LJ, Groves BM, Reeves JT, Frosolono M, Handel F, Cato AE (1982) Prostacyclin-induced acute pulmonary vasodilation in primary pulmonary hypertension. Circulation 66: 334–338

224. Säynävälammi P (1986) Effects of captopril on the urinary excretion of prostanoids and kallikrein in spontaneously hypertensive rats. Acta Pharmacol Toxicol 59: 285–290

225. Säynävälammi P, Arvola P, Kulsmanen K, Seppälä E, Nurmi AK, Manninen V, Vapaatalo H (1987) Effects of indomethacin on hormonal and blood presssure responses to captopril in spontaneously hypertensive rats. Pharmacol Toxicol 61: 195–198

226. Säynävälammi P, Poersti I, Poersti P, Nurmi AK, Seppaelae E, Manninen V, Vapaatalo H (1988) Effects of the converting enzyme inhibitor quinapril (CI-906) on blood pressure, renin-angiotensin system, and prostanoids in essential hypertension. J Cardiovasc Pharmacol 12: 88–93

227. Salvetti A, Pedrinelli R (1982) Pharmacological evaluation of prostaglandins and their interaction with renin secretion in human hypertension. In: Mantero F, Biglieri EG, Edwards CRW (eds) Serono Symposium No.50 "Endocrinology of hypertension". Academic Press, London New York, pp 243–256

228. Sanchez-Ramos L, O'Sullivan MJ, Garrido-Calderon J (1987) Effect of lowdose aspirin on angiotensin II pressor response in human pregnancy. Am J Obstet Gynecol 87: 193–194

229. Scherer B, Weber PC (1979) Time-dependent changes in prostaglandin excretion in response to furosemide in man. Clin Sci 56: 77–81

230. Schoeffer P, Ghysel-Burton R, Cabanie M, Godfraind J (1987) Competitive and stereoselective antagonistic effect of cicletanine in guinea-pig isolated ileum. Eur J Pharmacol 136: 235–240

231. Schölkens B (1978) Antihypertensive effect of prostacyclin (PGI_2) in experimental hypertension and its influence on plasma renin activity in rats. Prostagland Med 1: 359–372

232. Schölkens B, Steinbach R, Ganten D (1979) Blood pressure effects of endogenous brain angiotensin in rats are increased by inhibition of prostaglandin biosynthesis. Clin Sci 57: 271s–274s

233. Schölkens B, Gehring D, Schlotte V, Weithmann U (1982) Evening primose oil, a dietary prostaglandin precursor, diminishes vascular reactivity to renin and angiotensin II in rats. Prostagland Leukotr Med 8: 273–285

234. Schölkens B (1985) Prostaglandine. In: Ganten D, Ritz E (Hrsg) Lehrbuch der Hypertonie. Schattauer, Stuttgart New York, S 215–230

235. Schrör K (1984) Prostaglandine und verwandte Verbindungen. Bildung, Funktion und pharmakologische Beeinflussung. Thieme, Stuttgart New York

236. Seid JM, Jones PBB, Russell RGG (1983) The presence in normal plasma serum and platelets of factors that stimulate the production of prostacyclin (PGI_2) by cultured endothelial cells. Clin Sci 64: 387–394

237. Sell LL, Cullen ML, Lerner GR, Whittlesely GC, Shanly CJ, Klein MD (1987) Hypertension during extracorporeal membrane oxygenation: Cause, effekt, and management. Surgery 102: 724–730

238. Sharpe GL, Larsson KS, Thalme B (1975) Studies on the closure of the ductus arteriosus. XII. In utero effect of indomethacin and sodium salicylate in rats and rabbits. Prostaglandins 9: 585–596

239. Shebuski RJ, Aiken JW (1980) Angiotensin II stimulation of renal prostaglandin synthesis elevates circulating prostacyclin in the dog. J Cardiovasc Pharmacol 2: 667–677

240. Siegl AM, Smith JB, Silver MJ, Nicolaou KC, Ahern D (1979) Selective binding site for ^{3}H-prostacyclin on platelets. J Clin Invest 63: 215–220

241. Silberbauer K, Stanek B, Templ H (1982) Acute hypotensive effect of captopril in man modified by prostaglandin synthesis inhibition. Br J Clin Pharmacol 14: 87S–93S

242. Simpson PJ, Lucchesi BR (1987) Myocardial ischemia: The potential therapeutic role of prostacyclin and its analogues. In: Gryglewski RJ, Stock G (eds) Prostacyclin and its stable analogue iloprost. Springer, Berlin Heidelberg New York Tokyo, pp 179–194

243. Singer P, Wirth M, Gödeke W, Heine H (1985) Blood pressure lowering effect of eicosapentaenoic acid – rich diet in normotensive, hypertensive and hyperlipidemic subjects. Experienta 41: 462–464

244. Sinzinger H, Fitscha P (1987) Prostaglandintherapie bei arteriellen Durchblutungsstörungen. Hämostaseologie 7: 120–127

245. Skidgel RA, Printz MP (1987) PGI$_2$ production in rat blood vessels: diminished prostacyclin formation in veins compared to arteries. Prostaglandins 16: 1–16

246. Skuballa W, Radüchel B, Vorbrüggen H (1987) Chemistry of stable prostacyclin analogues: Synthesis of iloprost. In Gryglewski RJ, Stock G (eds) Prostacyclin and its stable analogue iloprost. Springer, Berlin Heidelberg New York Tokyo, pp 17–24

247. Smith JB, Ogletree ML, Lefer AM (1978) Antibodies which antagonise the effects of prostacyclin. Nature 274: 64–65

248. Spokas EG, Quilley J, McGiff JC (1983) Prostaglandins in hypertension. In: Genest J, Kuchel O, Hamet P, Cantin M (eds) Hypertension physiopathology and treatment, 2nd edn. McGraw-Hill, New York St.Louis San Francisco, pp 373–390

249. Srivastava KC (1986) Effects of dipyridamole, nifedipine, verapamil, hydralazine and propranolol on the formation of prostacyclin and thromboxane in a coupled system of platelets and aorta. Prostagland Leuk Med 23: 31–36

250. Starling MB, Elbott Rb (1974) The effects of prostaglandins, prostaglandin inhibitors, and oxygen on the closure of the ductus arterious, pulmonary arteries and umbilical vessels in vitro. Prostaglandins 8: 187–203

251. Stone KJ, Hart M (1976) Inhibition of renal PGE$_2$-9-ketoreductase by diuretics. Prostaglandins 12: 197–207

252. Sullivan JM, Patrick DR (1981) Release of prostaglandin I$_2$-like activity from the rat aorta: Effect of captopril, furosemide, and sodium. Prostaglandins 22: 575–585

253. Sun FF, Chapman JP, McGuire JC (1977) Metabolism of prostaglandin endoperoxide in animal tissues. Prostaglandins 14: 1055–1075

254. Sindar S (1987) Prostacyclin in (extracted) plasma of essential hypertensives Acta Cardiol 42: 135–139

255. Swartz SL, Williams GH, Hollenberg NK, Crantz FR, Levine L, Morre TJ, Dluhy RG (1980) Increase in prostaglandins during converting enzyme inhibition. Clin Sci 59: 133s–135s

256. Szczeklik A, Skawinski S, Gluszko P, Nizankowski R, Szczeklik J, Gryglewski RJ (1979) Successful theraphy of advanced arteriosclerosis obliterans with prostacyclin. Lancet I: 1111–1115

257. Tan SY, Sweet P, Mulrow PJ (1978) Impaired renal production of prostaglandin E_2: A newly identified lesion in human essential hypertension. Prostaglandins 15: 139–558

258. Tarrade T, Guinot P (1988) Efficacy and tolerance of cicletanine, a new antihypertensive agent: Overview of 1226 treated patients. Drug Exp Clin Res 14: 205–214

259. Terashita Z, Fukui H, Nishikawa K, Hirata M, Kikuchi S (1982) Effects of arachidonic acid and bradykinin on the coronary flow, release of PGI_2 and cardiac functions in the perfused guinea-pig heart. Jap J Pharmacol 32: 351–358

260. Terragno NA, Terragno A, McGiff JC (1977) Contribution of prostaglandins to the renal circulation in conscious, anaesthetized and laparatomized dogs. Circ Res 40: 590–595

261. Terragno NA, McGiff JC, Snugel M, Terragno A (1978) Patterns of prostaglandin production in the bovine fetal and maternal vasculature. Prostaglandins 16: 843–855

262. Ts'ao C (1970) Tissue-specific induction of platelet aggregation in vitro. Am J Pathol 61: 75–78

263. Tschopp TB, Baumgartner HR (1982) Prostacyclin (PGI_2) aus Gefäßmuskelzellen hemmt Plättchenadhäsion und -aggregation auf dem Subendothel von Arterien. In: van de Loo J, Asbeck F (eds) Hämostase, Thrombophilie und Arteriosklerose. Schattauer, Stuttgart, S 489–492

264. Udermann HD, Jackson EK, Puett D, Workman RJ (1984) Thromboxane synthetase inhibitor UK38,485 lowers blood pressure in the adult spontaneously hypertensive rat. J Cardiovasc Pharmacol 6: 969–972

265. Uehara Y, Ishii M, Ikeda T, Atarashi K, Takeda T, Murao S (1983) Plasma levels of 6-keto-prostaglandin $F_{1\alpha}$ in normotensive subjects and patients with essential hypertension. Prostagland Leukotr Med 10: 455–464

266. Uehara Y, Tobian L, Iwai J, Ishii M, Sugimoto T (1987) Alterations of vascular prostacyclin and thromboxane A_2 in Dahl genetical strain suspectible to salt-induced hypertension. Prostaglandins 33: 727–739

267. Valone FH, Johnson B (1987) Modulation of platelet-activating-factor-induced calcium influx and intracellular calcium release by phorbol esters. Biochem J 247: 669–674

268. Vandongen R, O'Dwyer J, Barden A (1983) Release of prostaglandins during reversal of one-kidney, but not two-kidney, one-clip hypertension in the rat. J Hypertens 1: 177–182

269. Vandongen R, McGowan H, Anderson H, Barden A (1985) Renal prostanoids after unclipping the denervated one-kidney, one-clip hypertensive rat. Am J Physiol 249: F542–F545

270. Vane JR, McGiff JC (1975) Possible contributions of endogenous prostaglandins to the control of blood pressure. Circ Res Suppl I, 36 and 37: I-68–I-75

271. Vargaftig BB, Dao Hai N (1972) Selective inhibition by mepacrine of the release of "rabbit aorta contracting substance" evoked by the administration of bradykinin. J Pharm Pharmacol 24: 159–161

272. Verberckmoes R, van Damme B, Clement J, Amery A, Michielsen P (1976) Bartter's syndrome with hyperplasia of renomedullary cells: Successful treatment with indomethacin. Kidney Int 9: 302–307

273. Vierhapper H, Waldhäusl W, Nowotny P (1981) Effect of indomethacin upon angiotensin-induced changes in blood pressure and plasma aldosterone in normal man. Eur J Clin Invest 11: 85–89

274. Vinci JM, Horowitz D, Zusmann RM, Pisano JJ, Catt KJ, Keiser HR (1979) The effect of converting enzyme inhibition with SQ 20881 on plasma and urinary kinins, prostaglandin E and angiotensin II in hypertensive man. Hypertension 1: 416–426

275. Vio CP, Churchill L, Terragno A, McGiff JC, Terragno NA (1982) Arachidonic acid stimulates renal kallikrein release in isolated rat kidney. Clin Sci 63: 235s–237s

276. Vlasses PH, Ferguson RK, Smith JB, Rotmensch HH, Swanson BN (1983) Urinary excretion of prostacyclin and thromboxane A_2 metabolites after angiotensin converting enzyme inhibition in hypertensive patients. Prostagland Leukotr Med 11: 143–150

277. Wallenburg HC, Makovitz W, Dekker GA, Rotmans P (1986) Low dose aspirin prevents pregnancy induced hypertension and pre-eclampsia in angiotensin sensitive primigravida. Lancet I: 1–3

278. Walsh WS (1985) Pre-eclampsia: An imbalance in placental prostacyclin and thromboxane production. Am J Obstet Gynecol 152: 335–340

279. Watkins J, Abbott EC, Hensby CN, Webster J (1980) Attenuation of hypotensive effect of propranolol and thiazide diuretics by indomethacin. Brit Med J 281: 702–707

280. Weber PC, Larrson C, Änggard E, Hamberg M, Corey EJ, Nicolaou KC, Samuelsson (1976) Stimulation of renin release from rabbit renal cortex by arachidonic acid and prostaglandin endoperoxides. Circ Res 39: 868–874

281. Weber PC, Scherer B, Held E, Siess W, Stoffel H (1979) Urinary prostaglandins and kallikrein in essential hypertension Clin Sci 57: 259s–261s

282. Weber PC, Siess W, Scherer B (1979) Vaskuläre, thrombozytäre und renale Prostaglandine. Biochemie, Funktion, klinische Aspekte. Klin Wochenschr 57: 425–444

283. Weber PC, Siess W, Scherer B, Held E, Witzgall H, Lorenz R (1982) Arachidonic acid metabolites, hypertension and arteriosclerosis. Klin Wochenschr 60: 479–488

284. Webster J, Dollery CT, Hensby CN, Friedman LA (1980) Antihypertensive action of bendroflumethiazide: Increased prostacyclin production? Clin Pharmacol Ther 28: 751–758

285. Weeks JR, Compton LD (1979) The cardiovascular pharmacology of prostacyclin (PGI_2) in the rat. Prostaglandins 17: 501–513

286. Weithmann KU (1980) The influence of pentoxifylline on interaction between blood vessel wall and platelets. IRCS Med Sci 8: 293–294

287. Weksler BB, Knapp JM, Jaffe EA (1977) Prostacyclin (PGI_2) synthesized by cultured endothelial cells modulates polymorphonuclear leukocyte function. Blood 50 (Suppl 1): 287

288. Weksler BB, Ley CW, Jaffe EA (1978) Stimulation of endothelial cell prostacyclin production by thrombin, trypsin, and ionophore-A-23187. J Clin Invest 63: 923–930

289. Weksler BB (1982) Prostacyclin. In: Spact TH (ed) Progress in hemostasis and thrombosis, Vol 6. Grune & Stratton, New York, pp 113–138

290. Wennmalm Ä (1978) Influence of indomethacin on the systemic and pulmonary vascular resistance in man. Clin Sci Mol Med 54: 141–145

291. Wennmalm Ä, Brundin T (1978) Prostaglandin-mediated inhibition of noradrenaline release. IV. Prostaglandin synthesis is stimulated by myocardial adrenoceptors differing from the α- and β-type. Acta Physiol Scand 102: 374–381

292. Whittle BJR, Higgs GA, Eakins KE, Moncada S, Vane JR (1980) Selective inhibition of prostaglandin production in inflammatory exudates and gastric mucosa. Nature 184: 271–273

293. Whorton Ar, Misono K, Hollifield J, Frölich JC, Inagami T, Oates JA (1977) Prostaglandins and renin release: I. Stimulation of renin release from rabbit renal cortical slices by PGI_2. Prostaglandins 14: 1095–1104

294. Whorton AR, Young SU, Data JL, Barchowsky A, Kent RS (1982) Mechanism of bradykinin-stimulated prostacyclin synthesis in porcine aortic endothelial cells. Biochim Biophys Acta 712: 79–87

295. Windeck R, Brodde O-E (1988) Stimulation des Renin-Aldosteron-Systems durch Prostacyclininfusion bei hyporeninämischen Hypoaldosteronismus. Med Klin 83: 289–291

296. Wing LMH, Bune AJC, Chalmers JP, Graham JR, West MJ (1981) The effects of indomethacin treated hypertensive patients. Clin Exp Pharmacol Physiol 8: 537–541

297. Witzgall H, Hirsch F, Scherer B, Weber PC (1982) Acute haemodynamic and hormonal effects of captopril are diminished by indomethacin. Clin Sci 62: 611–615

298. Wlodawer P, Hammarström S (1979) Some properties of prostacyclin synthetase from pig aorta. Biochim Biophys Acta 97: 33–36

299. Wong PYK, Malik KU, Desiderio DM, McGiff JC, Sun FF (1980) Hepatic metabolism of prostacyclin (PGI_2) in the rabbit: formation of a potent novel inhibitor of platelet aggregation. Biochem Biophys Res Commun 93: 486–494

300. Ylitalo P, Pitkäjärvi T, Metsä-Ketelä T, Vapaatalo H (1978) The effect of inhibition of prostaglandin synthesis on plasma renin activity and blood pressure in essential hypertension. Prostagland Med 1: 479–488

301. Ylitalo P, Kaukinen S, Nurmi A-E, Seppälä E, Pessi T, Vapaatalo H (1985) Effects of a prostacyclin analog iloprost on kidney function, renin-angiotensin and kallikrein-kinin systems, prostanoids and catecholamines in man. Prostaglandins 29: 1063–1071

302. Zavoico GB, Feinstein MB (1984) Cytoplasmatic calcium in platelets is controlled by cyclic AMP: Antagonism between stimulators and inhibitors of adenylate cyclase. Biochim Biophys Res Comm 120: 579–585

303. Zusman RM (1983) Regulation of prostaglandin biosynthesis in cultured renal medullary interstitial cells. In: Dunn MJ, Patrono C, Cinotti GA (eds) Prostaglandins and the kidneys. Biochemistry, physiology, pharmacology, and clinical applications. Plenum, New York London, pp 17–25

304. Zusman RM (1984) Renin- and non-renin-mediated antihypertensive actions of converting enzyme inhibitors. Kidney Int 25: 969–983

Sachverzeichnis